W0209791

Nicole Plinz

Yoga bei Erschöpfung, Burnout und Depression

*An dieser Stelle möchte ich den Menschen danken, die es mir ermöglicht haben,
dieses Buch zu schreiben: meinem Mann, meiner Lehrerin Gerda,
meinem Freund und Kollegen Dr. Markus Preiter, meinem Chef Dr. Hans-Peter Unger.
Ich danke Sabine und Felix für die Fotos und meinem Bruder Florian für das Titelfoto.
Dank auch an Pia Peter für die neuropsychologische Unterstützung.
Und nicht zuletzt danke ich meinen Yogaschülern und Yogalehrern.*

Nicole Plinz

Yoga bei Erschöpfung, Burnout und Depression

BALANCE **ratgeber**

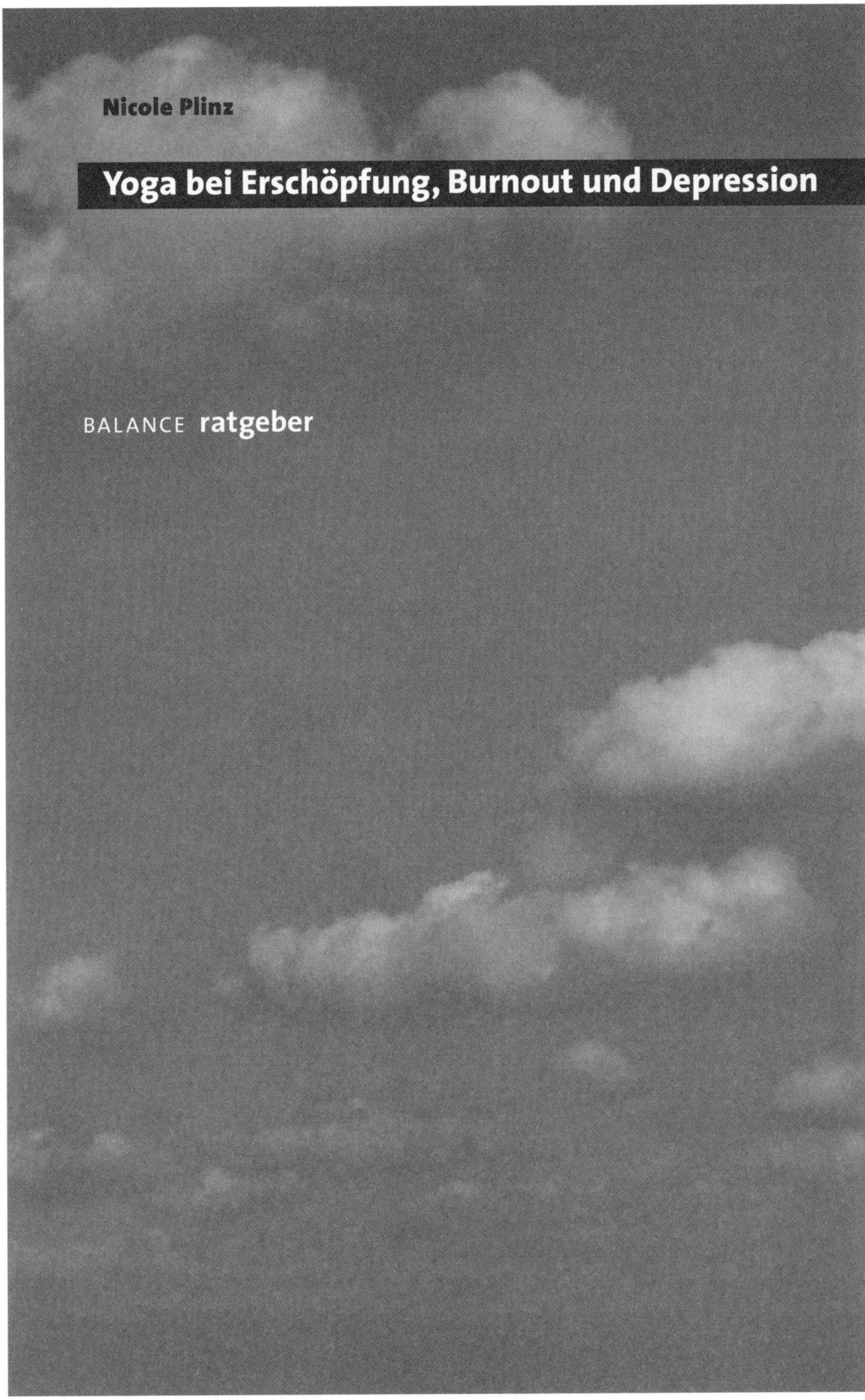

Nicole Plinz:
Yoga bei Erschöpfung, Burnout und Depression
2. Auflage 2010
ISBN-Print: 978-3-86739-048-4
ISBN-PDF: 978-3-86739-734-6
ISBN-ePub: 978-3-86739-835-0

Die Deutsche Bibliothek verzeichnet diese Publikation in der Deutschen Nationalbibliografie; detaillierte bibliografische Daten sind im Internet über http://dnb.d-nb.de abrufbar.

Der Balance buch + medien verlag ist
ein Imprint der Psychiatrie-Verlag GmbH, Bonn.

Lektorat: BALANCE buch + medien
Umschlagkonzeption durch p.o.l: kommunikation design, Köln,
unter Verwendung eines Fotos von Florian Plinz
Fotos im Innenteil: Sabine Moeller, Hamburg
Typografie und Satz: Iga Bielejec, Nierstein
Gesetzt in der Sabon
Druck und Bindung: Beltz Druckpartner GmbH, Hemsbach
Zum Schutz von Umwelt und Ressourcen wurde für dieses Buch
FSC-zertifiziertes Papier verwendet.

FSC
Mix
Produktgruppe aus vorbildlich bewirtschafteten
Wäldern und anderen kontrollierten Herkünften
www.fsc.org Zert.-Nr. GFA-COC-1223
© 1996 Forest Stewardship Council

Vielleicht haben Sie »Yoga bei Erschöpfung, Burnout und Depression« aufgeschlagen, weil Sie sich in einer Krise befinden. Sie gehören dann zu den Menschen, für die ich dieses Buch geschrieben habe.

Es ist mir ein besonderes Anliegen, Ihnen zu beschreiben, wie Yoga helfen kann, die Krise in der Sie sich befinden, nicht nur als Bedrohung zu sehen. Wir geraten in Bedrängnis, wenn wir mit einer Situation konfrontiert sind, die wir mit unseren Ressourcen nicht bewältigen können und fürchten zu scheitern. In einer solchen Überforderungssituation suchen viele Menschen psychotherapeutische Hilfe in der Hoffnung, dass ihnen dort eine Lösung für ihre Probleme gezeigt wird. Dieser Wunsch ist sehr menschlich und sehr verständlich, aber wenn es eine nahe liegende Lösung gäbe, dann wären die meisten sicherlich selbst darauf gekommen, denn gesucht haben sie ganz bestimmt. Wir Therapeuten haben in der Regel keine Lösung parat, aber wir können helfen, herauszufinden, welche Möglichkeiten es gibt, weniger unter einer Situation zu leiden, sei es, indem eine Entscheidung möglich wird, die die Situation verändert, oder indem eine andere Haltung zur Situation gefunden werden kann.

Auch Yoga ist keine einfache Lösung. Zu versprechen, dass diese oder jene Yogaübung einen Menschen von der Depression befreit, halte ich für unverantwortlich. Das heißt jedoch nicht, dass Yoga nicht helfen kann. Aber Yoga ist kein Trick, sondern ein Weg.

Einen Weg zu gehen erfordert, dass wir einen Schritt nach dem anderen machen. Schritt für Schritt voranzugehen, erfordert die Geduld dabeizubleiben, auch wenn sich der Erfolg nicht sofort zeigt.

Wenn Sie Ihr seelisches Gleichgewicht durch Erschöpfung oder eine Burnout-Krise gefährdet sehen oder sich in einer depressiven Krise befinden, dann möchte dieses Buch Sie einladen, den Yoga-Weg zu versuchen. Es sind Schritte zu mehr Gelassenheit und weniger Leiden, auch wenn sich die äußere Situation zunächst nicht sehr verändern mag.

Je nach Befinden, sollten Sie dieses Buch nutzen, um vielleicht innerhalb eines Yogakurses oder im Anschluss daran, Ihre Übungspraxis auf die Aspekte auszurichten, die für die Überwindung einer Erschöpfungskrise oder eines Burnout wichtig sind. Wenn Sie unter einer Depression leiden, ist eine ärztliche oder psychotherapeutische Behandlung nötig. Ein Buch kann niemals menschliche Unterstützung in einer Krise ersetzen. Sie können in diesem Buch jedoch eine Anleitung finden, wie Sie, parallel zu einer professionellen Behandlung, Ihren Weg aus der Krise unterstützen können.

Viele Menschen kommen in meine Yogastunden, nicht weil sie Yoga machen wollen, sondern weil Ihnen Yoga als stressreduzierende Maßnahme empfohlen wurde. Sie sagen sich: »Egal, auch wenn es Yoga ist, Hauptsache es hilft!« Das liegt daran, dass meine Yogastunden entweder in einem Krankenhaus stattfinden oder im Resilienz-Zentrum, in dem es um Gesundheitscoaching geht.

In der Asklepiosklinik Hamburg-Harburg bieten wir unseren Patienten ein Burnout-Behandlungsprogramm und eine Depressionsbehandlung an, in der wir Yoga eng mit dem therapeutischen Gespräch verknüpfen. In unserer »Tagesklinik für Stressmedizin« kommen der täglichen Meditation und der achtsamen Haltung eine zentrale Rolle zu. Die Yogastunden und das Gespräch schließen daran an. Die Menschen, die sich zu diesen Behandlungsangeboten entscheiden, haben oft schon einen längeren Leidensweg hinter sich. Eine überfordernde Lebenssituation beeinträchtigt ihre Gesundheit, und sie leiden an den körperlichen und psychischen Symptomen einer stressbedingten Krise oder einer Depression.

Die Yoga basierten Angebote im Resilienz-Zentrum Hamburg werden von Menschen genutzt, die ihre Gesundheit durch erste Stresssymptome wie Schwindel, Reizbarkeit, Schlafstörungen oder ein Gefühl des Getriebenseins gefährdet sehen und sich einen veränderten Umgang mit Belastungssituationen wünschen. Die Zusammenarbeit mit all diesen Menschen ist die Grundlage für dieses Buch. Ihre Erfahrungen und Fragen sind der rote Faden, der deutlich macht, wie Yoga bei Erschöpfung, Burnout und Depression eine Unterstützung sein kann. Da die Menschen, die zu mir kommen, nicht primär Yoga machen wollen, sondern einen Weg suchen, ihr Leiden zu lindern und ihre Kraft zu stärken, bemühe ich mich, das, was ich von meinen Lehrern gelernt habe, so weiterzugeben, dass es auch für Menschen nutzbar werden kann, die zunächst mit östlichen Traditionen »nichts am Hut« haben. Immer mit der Hoffnung, dabei nicht das Herz des Yoga zu verletzen.

Ich beginne mit der Ausgangssituation des Menschen im Westen: Wie erleben wir Krise, Stress, Erschöpfung, Burnout oder eine Depression? Dann beschreibe ich, wie Yoga auf die jeweilige Situation antworten könnte.

Eine Menge dieser Antworten sind in den letzten Jahren auch von westlichen Wissenschaftlern bestätigt worden. Dort wo mir die Erkenntnisse hilfreich scheinen, um Yoga auch Menschen ohne spezielles Yoga-Interesse nahe zu bringen, lasse ich sie einfließen.

Wenn man heute ein Buch schreibt, dass sich mit der Bewältigung einer Krisensituation durch einen »östlichen« Ansatz befasst, dann darf man die Vorreiter dieser Bewegung nicht unerwähnt lassen: Das sind in jüngerer Zeit vor allem Marsha Linehan und Jon Kabat-Zinn sowie Zindel Segal, Mark Wiliams und John Teasdale. Von ihnen habe ich für mich und meine Arbeit viel gelernt. Dieses Wissen fließt in mein Verständnis von Yoga als unterstützende Selbsthilfestrategie bei Erschöpfung, Burnout und Depression mit ein.

Im zweiten Teil des Buches geht es um das Üben. Veränderung – auch im therapeutischen Sinne – heißt immer, dass wir etwas Altes mit neuen Erfahrungen überschreiben. Wir müssen neue Erfahrungen machen. Für das Verankern solcher neuen Erfahrungen ist das kontinuierliche Üben notwendig. Yoga ist ein Übungsweg. Aber in Zeiten, in denen wir uns belastet fühlen, ist es, trotz guter Vorsätze, für die meisten Menschen sehr schwer, in eine regelmäßige Übungspraxis hinein zu finden. Deshalb möchte ich Ihnen helfen, mit dem Dilemma umzugehen, dass es in einer belasteten Situation schwer ist, zum Üben zu kommen und dass es dennoch unerlässlich ist zu üben. Sie finden Argumente, die Ihnen helfen können, sich zum Üben zu motivieren. Sie finden auch eine Anleitung, wie Sie Ihre Übungspraxis aufbauen, wie Sie die Übungen auswählen und wie Sie Hindernisse umschiffen können.

Es ist der beste Weg, Yoga von einer Lehrerin oder einem Lehrer zu lernen, darum möchte ich Ihnen empfehlen, einen Yogakurs zu besuchen. Mit Hilfe dieses Buches können Sie aus dem Gelernten eine Übungspraxis aufbauen, die der Überwindung von Erschöpfung, Burnout oder Depression dient.

Wenn Sie ohne eine Lehrerin oder einen Lehrer beginnen wollen oder müssen, weil es vielleicht keinen entsprechenden Kurs in Ihrer Nähe gibt, dann lesen Sie sehr sorgfältig und bleiben Sie immer unterhalb Ihrer Belastungsgrenze. Führen Sie keine Übungen durch, die Sie nicht verstanden haben oder die Ihnen Unbehagen oder Schmerzen bereiten.

Im letzten Teil des Buches finden Sie ein Repertoire klassischer Yoga-Übungen, aus dem Sie sich die Übungen heraussuchen können, die Sie sich zutrauen und mit denen Sie sich wohl fühlen. Wie wirksam Ihre Übungspraxis ist, steht in keinem Zusammenhang damit, wie »fortgeschritten« Ihnen die Übungen erscheinen, die Sie auswählen. Da Menschen in ihrer Konstitution sehr unterschiedlich sind, finden Sie Übungen, die sich an Menschen mit unterschiedlicher Kraft und Beweglichkeit richten. Ich habe mich entschieden, solche Übungen wegzulassen, deren Erlernen nach einem Buch verletzungsgefährlich sein könnte, auch wenn sie zum klassischen Repertoire gehören.

In den Jahren, in denen ich Yoga an Menschen in belasteten Lebenssituationen weitergebe, habe ich sehr viel von meinen Schülerinnen und Schülern gelernt. Es hat mich ermutigt zu sehen, wie Menschen unter der Last großen Leids, den Weg zu mehr Vertrauen in sich selbst finden können. Es hat mich berührt zu sehen, wie viele von ihnen Yoga nutzten konnten, um ein einfaches und klares Wissen um den Wert ihrer selbst zurückzugewinnen.

Mit diesem Buch möchte ich auch Sie ermutigen, Yoga auszuprobieren. Ich möchte Sie einladen, in der Hoffnung, dass Sie trotz Ihrer Krise erfahren, dass Sie ein wertvoller Teil des Ganzen sind.

Nicole Plinz

TEIL I Warum und wie Yoga helfen kann

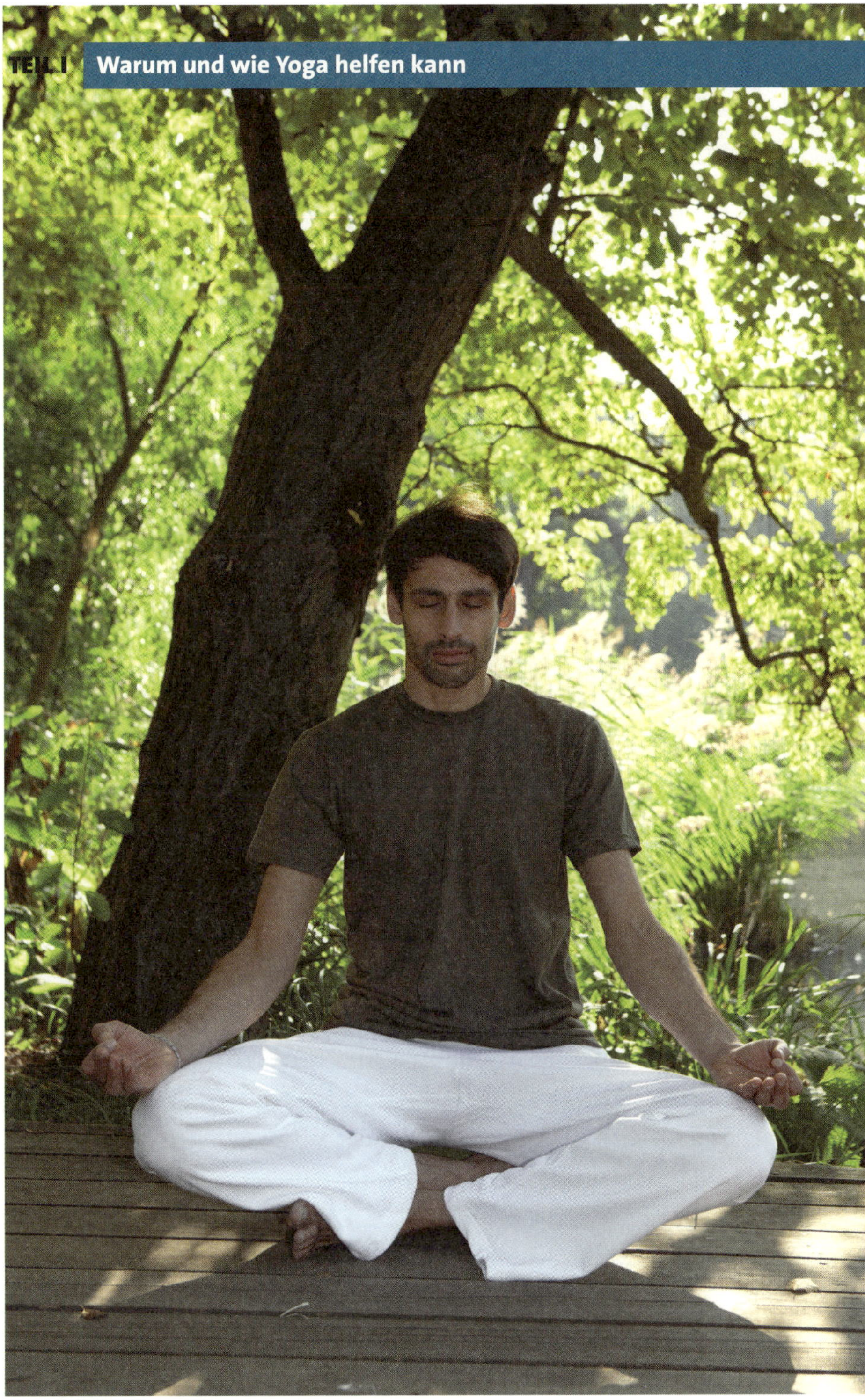

Erschöpfung, Burnout und Depression beschreiben unterschiedliche Befindlichkeiten. Man kann sie als Punkte auf einem Kontinuum verstehen, als mögliche Streckenabschnitte auf einem Weg, der mit einer Anforderung beginnt. Haben wir eine Anforderung bewältigt, spüren wir Erschöpfung, das ist normal. Es gibt aber auch Anforderungen, die wir nicht bewältigen und die uns überfordern. Wenn wir dann durch mehr Einsatz versuchen, die Aufgabe doch irgendwie zu lösen, beginnt die Situation unsere Ressourcen auf nachhaltige Weise aufzubrauchen. Der Weg von einer Überforderung bis hin zu einer Erschöpfungsdepression führt über lange Zeit zu einer immer tiefer greifenden Verausgabung und dem Bemühen, die Lücken mit immer mehr Kraftaufwand zu schließen. Dies ist die Strecke, die sich als Burnout beschreiben lässt. Geschieht auch hier keine Entlastung, sondern schreitet der Prozess der Überforderung weiter voran, folgt irgendwann ein Punkt, an dem nichts mehr geht. Es ist ein Zustand vitaler und andauernder Erschöpfung erreicht, der die Diagnose »Depression« verlangt.

Was wir mit »Erschöpfung« manchmal, mit »Burnout« und« Depression« dagegen immer beschreiben, ist ein Zustand des Leidens, das Körper und Seele betrifft. Wir erleben Schwere im Körper oder quälende Unruhe, Konzentrationsprobleme, Schwindel, Herzrasen, Schmerzen, Schlafstörungen, Druck auf dem Magen, oder im Brustkorb, es fehlt uns Freude, und wir sind reizbar oder voller Angst. Kurz vor einer Prüfung oder dem Abschluss eines aufwändigen Projektes, nach einigen Tagen mit wenig Schlaf, empfinden wir solche Erschöpfungszeichen als angemessen. Weicht dieses Befinden allerdings ab von dem Zustand, der uns für unsere derzeitigen Lebensereignisse als »normal« erscheint, werten wir die Erschöpfungszeichen als Symptome einer Krise oder Krankheit.

Einen Zustand, den wir als krisenhaft oder krank erleben, bewerten wir häufig als Unterbrechung in der Kontinuität unseres Lebens. Eine Krise scheint uns aufzuhalten und Zeit zu kosten. Den Zustand von Gesundheit, Wohlbefinden und Leistungsfähigkeit halten wir für Normalität. Hingegen kommt uns ein Tief in unserem Leben falsch vor. Selten erleben wir Erschöpfungszeichen als schmerzliche Aufforderung, uns mit unseren Bewältigungsstrategien auseinanderzusetzen. Stattdessen wünschen wir uns einen Fachmann, einen Arzt oder einen Therapeuten, der Maßnahmen ergreift, die uns in den normalen Zustand zurückversetzen.

Wir haben ein Verständnis von uns selbst, in dem Leiden als Störung oder als Defekt erscheint. Eine Krise werten wir als Anzeichen dafür, dass wir reparaturbedürftig sind. Oder dass die Situation, in der wir uns bewegen, falsch ist.

Es ist ein mechanisches Bild.

Aber wir sind keine Maschinen. Was in dem Bild fehlt, ist die uralte Erfahrung, dass Menschen durch Krisen hindurchgehen und an ihnen wachsen. Mythen, Märchen, Bilder oder Literatur überall auf der Welt erzählen von dieser Erfahrung.

Passagen

Odysseus, Prinz Eisenherz, das tapfere Schneiderlein oder Luke Skywalker aus Star Wars, sie alle ziehen aus, verlassen einen sicheren Ort und geraten in Krisen. Es sind dunkle Wälder, Wüsten oder das weite Meer. Hier in der Wildnis und in der Einsamkeit stellen sich die Helden den Aufgaben. Mal sind es Ungeheuer und mal Prüfungen, die so lebensbedrohlich sind, dass die Verirrten kämpfen müssen. Erst wenn die Ungeheuer besiegt sind, die Aufgaben gelöst wurden, verlassen die Märchenhelden die Wildnis und findet einen neuen, sicheren Ort. Als Zeichen dafür, wie sehr sie über sich hinausgewachsen sind, empfangen sie eine Belohnung oder es tritt eine Königstochter an ihre Seite.

Solche Mythen und Märchen zeichnen Bilder von Erfahrungen, die Menschen überall auf der Welt und zu jeder Zeit durchleiden. Es sind Bilder für die Passage eines Menschen durch eine dunkle Seelennacht hindurch, Bilder für die Begegnung mit den Ungeheuern der eigenen Angst und Unsicherheit. Es sind Metaphern für den Weg eines Menschen aus einer sicheren Situation in eine Krise hinein. Er möchte der Krise ausweichen, denn er hat die Situation nicht gewählt, aber erst, wenn er sich der Aufgabe gestellt hat, kann er Entscheidungen treffen, die es ihm möglich machen, die Krise zu beenden und aus Dunkelheit und Einsamkeit in eine hellere Welt mit neu hinzugewonnenen Chancen und Freiheiten einzutreten.

So könnte man auch die Geschichte eines Mannes aus der Marketingabteilung eines Versicherungsunternehmens erzählen. Er arbeitet gern in seinem Unternehmen und wird dort als guter Mann gesehen. Man traut ihm viel zu.

Darum soll er, aus Frankfurt kommend, in München eine neue Abteilung aufbauen. Ob er die Abteilung dann auch führen wird, ist noch nicht sicher, es gibt einen Mitbewerber. Konkurrenz hat ihn früher oft motiviert. Jetzt fragt er sich manchmal, ob das der Grund ist, dass die Firmenführung ihn über ein halbes Jahr hinweg im Ungewissen lässt, wer am Ende den Standort leiten wird. In dieser Konkurrenzsituation arbeitet er ungeheuer viel und engagiert. Am Ende bekommt er die Abteilungsleitung angetragen und übernimmt die Position, aber er kann sich nicht mehr darüber freuen. Er schläft schon eine ganze Zeit sehr schlecht, und es quält ihn ein unangenehmer Schwindel. Es ist ungewöhnlich für ihn, dass er oft Kopfschmerzen hat. Die Sorge ernsthaft körperlich krank zu sein, wischt er schnell bei Seite. Die Wochenenden reichen nicht aus, um sich zu erholen, am Sonntagabend steht ihm die kommende Woche bevor, als wäre sie unüberwindlich,und als reiche seine Kraft nicht für die Anforderungen, die sie mit sich bringt. Schwächen will er jetzt nicht zeigen, er hat ja gesehen, wie das Unternehmen mit seinem Mitbewerber umgegangen ist. Quälend macht sich der Gedanke in ihm breit, seine Vorgesetzten hätten die falsche Wahl getroffen, eigentlich wäre der Mitbewerber der Richtige für seine Position. Es scheint ihm manchmal fast unausweichlich, dass er sich bloßstellen wird. Für alle wird dann offensichtlich werden, dass er sich über Wert verkauft hat. Immer drängender wird das Gefühl, dass er am liebsten alles hinschmeißen würde. Was soll dann die Familie machen? Er hat keine richtige Freude mehr am Zusammensein mit seinen Kindern, sie erscheinen ihm oft so anstrengend, dass er ein schlechtes Gewissen bekommt. Vorschläge seiner Frau, mal wieder etwas gemeinsam zu unternehmen, empfindet er als zusätzliche Belastung. Er ärgert sich über sich selbst, weil er so schnell gereizt reagiert, so war er doch früher nicht. Oft denkt er, dass er alles nur noch macht, weil er muss. Oder ob er doch krank ist? Am liebsten würde er nur noch schlafen.

Ähnlich könnte man die Geschichte einer jungen Frau aus einem Schifffahrtsunternehmen erzählen. Sie ist noch neu im Unternehmen und stolz auf ihre Stelle. Inhaltlich ist ihre Arbeit das, was sie sich erträumt hat. Sie arbeitet viel, schließlich möchte sie zeigen, dass sie den Job zu Recht bekommen hat. Sie hat einen Kollegen, den sie mag, darum übernimmt sie selbstverständlich viele seiner Aufgaben, wenn er krank ist, was oft der Fall ist. Auch, als sie merkt, dass die Arbeitslast auf Dauer schwer zu bewältigen ist, gleicht sie den fehlenden Kollegen aus. Sie fürchtet, dass ihr Team schlechte Zahlen liefern könnte, wenn sie es nicht tut. Man könnte dann denken es liege an ihr, weil sie als letzte dazugekommen ist. Manchmal fragt sie sich, ob ihre Chefs eigentlich wissen, dass sie für zwei arbeitet. Und ob ihr Kollege weiß, was seine Krankheit ihr zumutet. Als dann noch ihre Mutter in die Klinik kommt, beginnt sie sich häufig mit ihrem Mann zu streiten. Der findet es idiotisch, dass sie die Arbeit des Kollegen mit macht und schon am Frühstückstisch Hektik verbreitet, weil sie abends noch ins Krankenhaus will. Sie selbst hat das Gefühl, nur noch den Anforderungen hinterherzulaufen, die auf sie einstürmen. Zum Sport geht sie lieber nicht mehr und auch nicht mehr mit ihrem Mann ins Kino, sie möchte lieber ihre Kraft sparen, für das, was ja nun mal nötig ist, zumal sie nachts kaum schlafen kann. Dass ihr Mann das nicht versteht, passt zu ihrem Gefühl, dass sie sich voneinander entfremden. Was teilen sie denn schon noch? Sie schämt sich, dass sie keine Freude mehr daran hat, mit ihm zu schlafen. Ob er sie langweilig findet? Noch vor einiger Zeit ist sie öfter mal mit ihrer Freundin in die Sauna gegangen. Im Moment fürchtet sie, dass die Freundin ihr Gejammer nicht mehr hören kann. Sowieso gelingt es ihr nicht mehr, das Stillliegen zu genießen. Es macht sie unruhig. So geht es ihr auch, wenn sie irgendwo an der Kasse warten muss. Als sie in einer Mittagspause Einkäufe erledigt, muss sie den Supermarkt verlassen, weil sie plötzlich das Gefühl hat, dass ihre Beine versagen. Sie hat das Gefühl, nicht genug Luft zu bekommen. Ihr Herz rast. Solche Zustände tauchen nach einer Weile auch in der S-Bahn auf. Sie stellt sich vorsichtshalber nah an die Tür. Eines Morgens hält sie es nicht mehr aus, mit jagendem Puls verlässt sie an irgendeiner Station den Zug, gerade noch bevor die Türen wieder zu gehen.

Sowohl für den Mann wie für die junge Frau sind die Arbeitssituationen und irgendwann sogar das alltägliche familiäre Leben zur Überforderung geworden, aus einer Sicherheit sind beide in eine Wildnis geraten. Sie treiben allein auf einem Ozean von Anforderungen und möchten am liebsten alles hinschmeißen. In diesem Moment begegnen ihnen auch noch die Ungeheuer der Angst, des Selbstzweifels, der Wut und das Empfinden körperlicher Krankheit. Beide fühlen sich kraftlos. Sie haben den Eindruck, in eine ausweglose Situation geraten zu sein und fühlen sich ihrem Alltag nicht mehr gewachsen.

Manchmal ist es erst ein zugespitzter Moment, indem der Gedanke entsteht, sich helfen zu lassen. Die junge Frau wird sich vielleicht an ihre Hausärztin wenden. Die Ärztin muss zunächst ausschließen, dass den Symptomen eine körperliche Erkrankung zugrunde liegt. Wenn sich zeigt, dass die junge Frau körperlich gesund ist, wird die Hausärztin sie möglicherweise dennoch krank schreiben, damit sie sich einmal von der hohen Belastung erholen kann, die Arbeit und die kranke Mutter bedeuten. Es kann jedoch gut sein, dass das nicht ausreicht. Dann wird die Ärztin die junge Frau an einen Facharzt für Psychiatrie und Psychotherapie oder an eine Psychotherapeutin überweisen.

Der Mann aus der Marketingabteilung wird aus Sorge, doch körperlich krank zu sein, irgendwann einen Arzt für Neurologie und Psychiatrie aufsuchen. Auch der Neurologe wird zunächst ausschließen, dass dem Leiden des Mannes keine körperliche Erkrankung zugrunde liegt, er wird dann entscheiden, ob eine medikamentöse Behandlung sinnvoll ist. Beruhigende, schlaffördernde oder antidepressive Medikamente können nötig sein, damit die beiden überhaupt wieder zu einer inneren Verfassung finden können, die ihnen ermöglicht, zu sich zu kommen und neue Perspektiven zu entwickeln. Vielleicht empfehlen die Ärzte auch die Unterstützung einer Psychotherapeutin. Eine Psychotherapie kann helfen, wieder Perspektiven zu entdecken, die in der Bedrängnis der Situation verstellt waren. Erst wenn der Blick auf eigene Wahlmöglichkeiten frei wird, kann aus der Krise eine Chance werden.

In der chinesischen Sprache gibt es nur ein Wort für »Krise« und »Chance«. Darin mag die Erfahrung Ausdruck finden, dass in einer unsicheren Zeit, die Möglichkeit für einen Aufbruch zu einer stimmigen Veränderung liegt. Doch diese Chance wird oft erst im Rückblick wahrgenommen. So hoffnungsvoll stellt sich die Lage den beiden in ihrer Not nicht dar. Beunruhigt spüren sie die Bedrängnis und Verunsicherung ihrer Situation.

Wenn der Blick auf einen Ausweg verstellt ist

Der Mann aus der Marketingabteilung und die Frau aus dem Schifffahrtsunternehmen erleiden eine Krise, die sie ihrer persönlichen Belastungssituation zuschreiben. Ihre Lage erscheint ihnen bedrängend durch die individuellen Bedingungen, die sich ergeben haben, vielleicht auch durch die gesellschaftlichen Bedingungen einer sich verdichtenden, leistungsorientierten Arbeitswelt. In ihren Augen hat ihre Geschichte wenig zu tun mit den Erzählungen von märchenhaften Helden. Vermutlich haben sie sogar eher den Eindruck, dass ihr

Leiden sie von anderen Menschen trennt, als dass es sie mit anderen verbindet. Sie fühlen sich allein, selbst von ihren Partnern abgeschnitten.

Die mythologischen Helden treffen in einer solchen Situation manchmal einen Lehrer. Er ist es, der um das grundsätzlich Menschliche der Krise weiß. Er kann den Helden lehren wie die Krise, über den Kampf mit einem einzelnen Ungeheuer hinaus, zu einer befreienden Erfahrung des Reifens werden kann.

Vielleicht werden auch der Mann aus der Marketingabteilung und die Frau aus dem Schifffahrtsunternehmen in ihrer Ärztin, ihrem Therapeuten, ihrem Yogalehrer oder einem anderen Menschen, der ihnen begegnet, einen Lehrer finden, der ihnen hilft, die Krise als Passage zu verstehen. Vielleicht fassen sie dann den Mut, aus alten Mustern stimmige Veränderungen einzuleiten.

Einen solchen Lehrer fand der Königssohn Arjuna in einem der zentralen Texte des Hinduismus, der Bhagavat Ghita:

In einem fernen Land und zu mythologischer Zeit lebte der Königssohn Arjuna mit seinen vier Brüdern. Ihre Eltern starben früh und so wurden Arjuna und seine vier Brüder von ihrem Onkel aufgenommen. Bei ihm wuchsen die fünf Brüder zusammen mit ihren 101 Cousins auf, die die Kauravas genannt wurden. Gemeinsam verbrachten sie eine erfüllte Kindheit. Sie lernten und lebten zusammen. Erst als sie erwachsen wurden, wuchs die Rivalität zwischen ihnen. Spielerisch zunächst, dann immer ernster. Die jungen Männer begannen sich gegenseitig herauszufordern. Dabei standen sie sich in nichts nach, keiner konnte die Wettkämpfe zu seinen Gunsten entscheiden. Irgendwann fühlten die 101 Kauravas sich so gekränkt, dass sie unversöhnlich wurden. Aus ihrer Rivalität war Feindschaft geworden. Arjuna und seine Brüder versuchten einzulenken, so weit hatten sie es nicht kommen lassen wollen. Aber die 101 Kauravas waren zu keiner Versöhnung bereit. Sie verbannten Arjuna und seine vier Brüder in die Wildnis und trachteten ihnen nach dem Leben. Es drohte Krieg. In dieser Situation wünschten sich Arjuna wie auch die Kauravas den Beistand ihres Onkels Krishna. Der Onkel stellte die Gegner vor eine Wahl: Eine Partei sollte ihn als Wagenlenker bekommen und die andere seine Armee. Arjuna wünschte sich den Onkel als Wagenlenker. Kurz vor der Schlacht nahm der Königssohn all seinen Mut zusammen und bat seinen Wagenlenker, ihn direkt zwischen die Fronten zu fahren. Und dort in der Mitte zwischen den Armeen erschrak Arjuna angesichts der Situation. Er geriet in Verzweiflung und rief seinem Wagenlenker zu: »Mein Mund wird trocken, mein Körper zittert und mein Haar steht zu Berge, der Bogen entgleitet meiner Hand, und auch brennt die Haut auf meinem ganzen Körper; meine Beine versagen mir den Dienst, und mein Geist wird wankelmütig. Und ich sehe schlechte Vorzeichen«. (SIVANANDA 2003)

Arjuna wollte nur noch weg. Wohin er auch schaute, sah er einen dunklen Ausgang der Schlacht voraus. Keine Richtung schien den Blick auf einen guten Weg frei zu geben. Er wollte aufgeben, nichts mehr tun, sondern sich angesichts der Ausweglosigkeit einfach der Situation überlassen. Aber sein Wagenlenker ließ das nicht zu. Zunächst versuchte der Onkel den Neffen zu ermutigen, seine Kräfte zusammenzunehmen. Doch Arjuna konnte nicht, er hatte keine Kraft und keine Mittel für diesen Krieg, der ihm falsch zu sein schien. Und als der Wagenlenker das verstand, begann er dem Königssohn einen anderen Weg zu lehren. Einen Weg der ihm helfen sollte, sich nicht der Situation zu überlassen, sondern selbst aktiv zu entscheiden. Dieser Weg hieß Yoga.

Die achtsame Haltung des Yoga

Yoga wird für alle Lebenslagen angeboten, so dass heute die meisten Menschen irgendeine Idee davon haben, was Yoga ist: Für einige ist es eher eine Entspannungstechnik, für andere ein Sportprogramm. Tatsächlich lassen Yogaübungen sich für beides nutzen, aber Yoga ist mehr. Der Weg, den der Wagenlenker Krishna dem Königssohn Arjuna lehrte, ist ein Weg heraus aus der Ohnmacht. Yoga bietet die Möglichkeit, uns selbst besser kennenzulernen und uns zu entwickeln.

Yoga ist eine der klassischen Schulen der indischen Philosophie. Jahrtausende alte Darstellungen der Yogapraxis legen Zeugnis ab von einer langen Tradition. Das Sanskrit-Wort »Yoga« ist verwandt mit dem deutschen Wort »Joch« oder dem englischen to »yoke«, »koppeln« oder »verbinden«. Yoga verbindet uns mit dem Wesentlichen. Yoga verbindet Atem und Bewegung, Körper und Geist. Yoga heißt verbunden sein mit diesem Moment und mit dem, was wir tun. Der Yogameister T. K. V. DESIKACHAR (2009) beschreibt das Ziel des Yoga so: »Yoga versucht einen Zustand herzustellen, in dem wir immer gegenwärtig sind, in jeder Handlung, in jedem Moment.«

Diese Haltung, in der wir vollkommen mit diesem Moment verbunden sind, wird als »Achtsamkeit« beschrieben. Achtsamkeit bei dem, was wir tun, bedeutet, »so handeln, dass alle unsere Aufmerksamkeit auf diese Handlung gerichtet ist« (ebd.). Auf diese Weise verbindet Yoga uns von Augenblick zu Augenblick mit einem Punkt, an dem wir noch nicht gewesen sind, und wir wachsen über uns hinaus.

In jedem Moment wirklich anwesend zu sein, ist kein Zustand, in den wir beliebig hineinfallen. Achtsamkeit ist eine sehr bewusste Haltung, die einzunehmen wir im Yoga üben. Was man vom Yoga sehen kann, die Körperbewegungen, die Atemübungen oder das Sitzen in der Meditationshaltung sind die Praxisfelder, die uns das Üben der Achtsamkeit ermöglichen.

Ein Mensch in einer Vorwärtsbeuge übt möglicherweise in dieser Position, sich ganz und gar auf den Moment und diese Bewegung zu konzentrieren. Vielleicht versucht er, den Punkt zu finden, an dem er sich bemüht, ohne sich zu überfordern, dann praktiziert er in achtsamer Haltung Yoga. Vielleicht dehnt er aber auch nur seine Muskulatur und nutzt die Zeit, um ein Telefonat zu durchdenken, dann praktiziert er einfach eine Vorwärtsbeuge. Von außen lässt sich das kaum unterscheiden.

Yoga ist keine Religion, es ist gleichzeitig ein Praxisweg und eine Philosophie. Von seiner Geschichte her war es zunächst ein Weg, den eigenen Geist zu erkunden und zu schulen. Erst im 6. Jh. n. Chr. wurde der Körper in die Übungspraxis einbezogen und Yoga wurde zu einem ganzheitlichen Übungsweg.

Der Yogaweg beruht auf der Überzeugung, dass der Blick nach innen heilsam ist. In der Yogaphilosophie ist der Blick nach innen zugleich der Blick auf den Grund des Seins. Dieser Grund des Seins bleibt, so die Überzeugung, von den Verletzungen des Lebens stets unberührt. Weil das so ist, erwächst aus dem Blick nach innen die Möglichkeit, sich von seinem Leiden weniger bedroht zu fühlen. Yoga beinhaltet damit die Zuversicht, dass wir in uns die Möglichkeit tragen, uns als ganz und frei zu erleben, auch wenn die Bedingungen zu einer solchen Erfahrung jeweils sehr unterschiedlich sind.

Gelassenheit üben mit Yoga

Leiden ist in der Yoga-Vorstellung ein Zustand, der sich wie ein Schleier über die Möglichkeit legt, Freiheit und Wohlbefinden zu erleben. Leiden zerstört dieses Potenzial nicht, es deckt den gesunden Kern lediglich zu und macht ihn unsichtbar. Vergleichbar vielleicht mit einem Lampenschirm, der das darunter scheinende Licht eintrübt oder sogar ganz verdeckt. Doch wie dunkel der Schirm auch sein mag, er verändert die Lichtquelle darunter nicht.

Wer leidet, fühlt sich bedrängt und gebunden. »Ein Gefühl von innerer Enge, ein Gefühl von tiefer Niedergeschlagenheit, eine Störung des harmonischen Gleichgewichtes körperlicher Funktionen oder die Unmöglichkeit, den Atem ruhig zu führen, gehen einher mit einem Geist, der in Probleme verwickelt ist.« (Desikachar 2006) So beschrieb vor etwa 2000 Jahren der Gelehrte Patanjali den Punkt, an dem der Yogaweg beginnt, um dann Schritt für Schritt zu einem »Zustand von Gelassenheit« zu führen. Vergleicht man Yoga mit dem Bild der Lampe, könnte man sagen, Yoga ist die Möglichkeit, den Lampenschirm zu reinigen, bis er so durchlässig ist, dass das Licht darunter wieder sichtbar wird. Das ist dann der Zustand, den Patanjali »Gelassenheit« nennt. Gelassenheit meint nicht, dass es keine Probleme oder keinen Schmerz gibt. Im Zustand der Gelassenheit leiden wir jedoch weniger unter Problemen und Schmerzen. Dadurch werden wir freier dem gegenüber, was uns begegnet.

Ein Hindernis auf dem Weg zu mehr Gelassenheit ist der Automatismus, mit dem wir eine Situation sofort als gut oder schlecht bewerten. Dass wir uns gestern froh und leistungsfähig fühlten, möchten wir heute wieder erleben. Wenn wir in den Blicken der anderen Anerkennung gesehen haben, möchten wir diese wieder spüren. Fast reflexhaft ordnen wir das, was uns begegnet in ein inneres Wertesystem ein: Gut, dass der Freund gleich angerufen hat, schlecht, dass er nie richtig zuhört. Als râga-dvesha beschreibt Yoga das innere Zwiegespräch, mit dem wir ein Ereignis sofort mit gut oder schlecht beurteilen, mit »will ich noch einmal – will ich nicht mehr«. Was wir mögen, wollen wir beibehalten, was wir nicht mögen, wollen wir beiseite schieben. Zu diesem Beibehalten und Beiseite-Schieben entscheiden wir uns nicht, wir unterliegen eher der automatischen inneren Bewegung von Anziehung und Abstoßung. Das ist es, was Patanjali meint, wenn er von einem Geist spricht, der in Probleme verwickelt ist.

Führen wir automatisch einen langen inneren Dialog, in dem wir gegen das Verhalten des Kollegen argumentieren, der sich in den Vordergrund spielt, wie wir es ganz unangemessen finden, dann ändern wir den Kollegen nicht, aber sein Verhalten beginnt unser Denken zu dominieren. Es ist unser Bewertungsautomatismus, der uns wieder und wieder in ein inneres Argumentieren verwickelt und uns so die Gelassenheit nimmt.

In den meisten Fällen liegt es nicht in unserer Hand, die äußeren Gegebenheiten zu verändern. Wir können nur unsere Haltung verändern und dabei kann uns Yoga helfen.

Gelassenheit bedeutet, dass wir mehr Freiheit von inneren Automatismen und äußeren Anlässen gewinnen. Den Weg zu solcher Gelassenheit beschreibt Yoga als einen achtgliedrigen Pfad, der alle Lebensbereiche einbezieht:

Yamas – die Verbote und Einschränkungen
Nyamas – die Gebote und Verhaltensregeln
Asana – das Dehnen und Stärken des Körpers
Pranajama – das Führen des Atems
Pratyahra – das Zurückziehen der Sinne nach innen
Dharana – die Konzentration
Dhyana – die Meditation
Samadhi – das Einswerden mit dem Grund des Seins

Verbote und Gebote Die Yamas und Nyamas könnte man als die Moral des Yoga beschreiben. Es sind die Leitsätze, die dem Handeln und also auch dem Üben des Yoga zugrunde liegen.

Der erste dieser Leitsätze ist die Gewaltfreiheit. Gewaltfreiheit beginnt bei uns selbst. Zwang hat in keiner Yogapraxis etwas zu suchen. Das Üben erfordert Disziplin, aber nicht Leistung. Die regelmäßige Praxis ist wichtig, nicht die womöglich schmerzhafte Erfüllung der Form. Yoga verlangt Einsatz, macht aber die Entwertung und Verurteilung unseres Selbst unnötig, auch wenn wir den eigenen Ansprüchen an Disziplin, Mobilität und Ästhetik nicht entsprechen.

Auch Wahrhaftigkeit anderen und uns selbst gegenüber gehört zur Yogapraxis. Es ist nicht nötig, uns irgendetwas vorzumachen. Statt uns nur die erwünschten oder vorgegebenen Standards vor Augen zu führen, lädt Yoga uns ein, genau auf unsere eigenen Bedingungen und Bedürfnisse zu hören.

Wesentlich für die Übungspraxis ist auf der einen Seite die Mäßigung – Yoga ist kein Körperkult – und auf der anderen Seite die Hingabe: Wir sollten wirklich so gut üben, wie es uns in diesem Moment irgend möglich ist.

Körperübungen und Atemübungen Asana sind die Körperübungen und Pranajama die Atemübungen, mit denen wir durch regelmäßige Praxis lernen, auf unseren Organismus so Einfluss zu nehmen, dass wir uns der größtmöglichen inneren Balance annähern. Regelmäßige Körper- und Atemübungen eröffnen uns die Möglichkeit, uns mehr und mehr von automatischen Reaktionen und Begrenzungen zu lösen. Gleichzeitig erleben wir mehr Gesundheit und Freiheit.

Mentale Übungen Mit Pratyahara, Dharana und Dhyana werden der Rückzug der Sinne von der Außenwelt nach innen, die fokussierte Konzentration und die Meditation benannt. Es sind Schritte auf dem mentalen Übungsweg, die den Geist weg von seinem ständigen automatischen Reagieren auf die Welt hin zu einem Zustand der bewussten Gelassenheit führen. Es sind die Übungen der achtsamen Haltung.

Gelassenheit Samadhi heißt der Zustand, in dem der Geist in sich selber ruht. Klar wie ein Kristall bleibt er ungetrübt von Leid oder Verlangen.

Alle diese Aspekte der Übungspraxis gehören zusammen. Sie beeinflussen sich gegenseitig und bauen aufeinander auf. Yoga fordert immer den ganzen Menschen. Ein Lotussitz oder eine kunstvolle Dehnung bleiben einfache Körperübungen, solange sie ohne ein Bewusstsein für den Atem und ohne den Versuch einer achtsamen Haltung ausgeführt werden. Verbinden wir einen bewussten Atemzug mit dem Anheben eines Armes und beobachten diese Bewegung gleichzeitig ohne Urteil, dann praktizieren wir Yoga.

Angesichts seiner ausweglosen Situation geriet der Königssohn Arjuna in eine Verfassung, die wir heute mit »Stress« beschreiben würden. Damals war der Begriff noch unbekannt. Erst 1936 entlehnte der aus Österreich stammende Zoologe Hans Selye den Ausdruck aus der Werkstoffkunde, wo Stress den Zug oder Druck auf ein Material beschreibt.

Aus heutiger Sicht scheint es kaum vorstellbar, dass der Zustand des sich Gezogen- und Geschoben-Fühlens den Menschen bis dahin kein eigenes Wort wert war, so sehr bestimmt heute der Stress unser Leben. Wir fühlen uns gestresst, wir werden krank vor Stress, und wir sterben am Stress.

Stresserleben

Dabei unterscheiden nur Experten den positiven Stress einer Herausforderung, die zu bewältigen wir uns zutrauen, vom negativen Stress, dem Distress, der unsere Gesundheit und Leistungsfähigkeit schwächt. Wer auf der Straße von einem Bekannten nach dem Befinden gefragt wird und antwortet, dass er total gestresst sei, der meint nicht, dass er sich gerade in einer Situation befindet, von der er erwartet, dass er gereift daraus hervortreten wird. Er spricht von Stress, weil er sich unter Druck fühlt und an der Grenze zur Überforderung steht. Bei dem Zustand, den wir alltäglich mit Stress beschreiben, klingt schon die »Materialermüdung« mit, das Gefühl dem Druck ausgesetzt und in den Handlungsspielräumen eingeschränkt zu sein. »Pressé comme un citron«, sagt man auf Französisch und unser Eindruck ist gerade der: gedrückt und unseres Saftes beraubt zu werden. Eigentlich beschrieb Selye mit »Stress« die erhöht Handlungsbereitschaft eines Lebewesens, das sich einer Anforderung ausgesetzt sieht. Doch die aktivierte Handlungsbereitschaft nehmen wir »im Stress« nur noch als Unruhe war.

War das anders, bevor man einen Begriff für diesen Zustand hatte? War die Arbeitslast auf den Schultern der Menschen früher geringer?

Stresserleben entsteht nicht durch viel Arbeit allein. Der Psychologe Richard Lazarus (2006) beschreibt, dass das, was wir mit »Stress« beschreiben, mit Bewertungen zu tun hat: Wir fühlen uns gestresst, wenn wir uns einer Anforderung nicht gewachsen fühlen. Sei es, weil wir unsere emotionalen, zeitlichen, finanziellen oder gesundheitlichen Ressourcen erschöpfen oder weil wir unser Selbstwertgefühl und unsere soziale Anerkennung bedroht sehen.

Wir fürchten, dass unsere Leistungskraft, die verbleibende Zeit oder unsere Selbstsicherheit nicht ausreichen, um die Anforderung zu bewältigen. Wir fürchten, dass am Ende ein Scheitern steht.

Muster der Evolution

Die Evolution hat uns für ein Leben in der freien Wildbahn ausgestattet. Gewappnet für das Überleben in der Steppe, erleben wir eine Anforderung wie ein Knacksen im Gebüsch: Da ist etwas, das einer Bewertung unterzogen werden muss: Bin ich in Gefahr oder nicht? Vielleicht war es nur der Wind oder ein Vogel auf einem Ast. Wenn das Knacksen als ungefährlich erscheint, ist keine besondere Aktivität erforderlich, die Situation erlaubt Entspannung. Möglicherweise aber lauert ein Raubtier im Gebüsch und löst eine automatische Stressreaktion aus: Augenblicklich wird der ganze Organismus in Spannung versetzt, denn die Situation verlangt Veränderung. Im vegetativen Nervensystem wird der Sympahtikus aktiv und setzt blitzartig eine Aktivierungskaskade in Gang, die die nötigen Ressourcen für Kampf oder Flucht bereitstellt: Das Gehirn löst die Ausschüttung der Botenstoffe Adrenalin und Noradrenalin durch die Nebennieren aus, Cortisol wird freigesetzt. Der Blutdruck steigt an, da Herzschlag und Puls beschleunigt werden, die Atemfrequenz wird erhöht, so dass dem Körper für schnelle Bewegungen genügend Sauerstoff zur Verfügung steht. Der Muskelapparat ist optimal durchblutet, um sich auf das lebensnotwendige Laufen oder Kämpfen vorzubereiten. Um diese bestmögliche Versorgung des Bewegungsapparates zu gewährleisten, wird die Blutversorgung der Hautoberfläche reduziert. Gleichzeitig wird so einem hohen Blutverlust bei Verletzungen entgegengewirkt. Die Wahrnehmungsfähigkeit von Schmerzen wird eingeschränkt. Um die körperliche Kraft optimal einsetzen zu können, werden jetzt unnötige Aktivitäten wie die Verdauung reduziert. Das Blut wird mit Energieträgern wie Glukose und Fetten angereichert, so dass es möglich wird, einer längern Belastung stand zu halten. Neben den Körperreaktionen werden auch die psychischen Kapazitäten in Richtung einer schnellen Lösung der Bedrohungssituation gelenkt. Das Denken engt sich unter dieser Spannung auf die Suche nach einem Ausweg ein. Kreativität, Neugier, Lust und was uns sonst von einer Flucht ablenken könnte, wird ausgeschaltet. Alles ist auf die Wahrnehmung der Bedrohung und das schnelle Finden einer Lösung ausgerichtet. Als unangenehm erlebte Emotionen unterstützen den Impuls, aus der Situation heraus zu wollen.

Eine Stressreaktion ist also eine automatische und höchst effektive Ausrichtung des gesamten Organismus auf die Bewältigung einer akuten Gefahrensituation. Es ist das evolutionär entstandene Muster unserer Vorfahren, das uns mit psycho-vegetativer Erregung auf eine Anforderung reagieren lässt, die uns zu bedrohen scheint.

Umgangssprachlich beschreiben wir mit »Stress« den Zustand, in dem wir uns befinden, wenn wir einer Anforderung ausgesetzt sind und nicht wissen, ob unsere Ressourcen ausreichen, um sie zu bewältigen. Diese Spannung hält an, solange die Möglichkeit besteht, die Situation zu bewältigen oder zu scheitern. Es ist in diesem Moment unser zentrales Anliegen, diese Spannung zu lösen. Alles, was nicht auf dem Weg zu einer Lösung liegt, stört und ärgert uns. Wenn es uns nicht möglich ist, handelnd zu einer schnellen Lösung zu kommen, versuchen wir uns denkend aus der Spannung zu befreien. Wir versuchen gedanklich Gewissheit zu erlangen, ob wir erfolgreich sein werden oder ob wir scheitern. Wieder und wieder vergleichen wir darum unsere Möglichkeiten mit den Aufgaben, vor die wir uns gestellt sehen: Stress verführt zu einem permanenten Abgleich der erwarteten Belastungen mit den eigenen Ressourcen. Je größer die empfundene Diskrepanz zwischen der Anforderung und unseren Bewältigungsmöglichkeiten ist, umso fieberhafter ist unser Denken darauf ausgerichtet, diese Diskrepanz zu schließen. Im Kopf werden unermüdlich Lösungspläne entworfen.

Die Anforderungen in unserem modernen Leben haben oft nur noch wenig gemein mit den Anforderungen, die in unseren Vorfahren eine Kampf-Flucht-Reaktion auslösten. Dennoch wecken sie eben die Mechanismen in uns, die in der freien Wildbahn erfolgversprechend waren. Die Evolution hat unser Gehirn nie umgebaut, es wurde nur ausgebaut. Das Fundament sind die Überlebensreaktionen unserer Ahnen. Sie werden wirksam, wenn wir einer möglicherweise bedrohlichen Anforderung begegnen. Als bedrohlich können wir auch einen Imageverlust, Missachtung der Kollegen oder den Tadel des Chefs erleben, denn wir sind soziale Wesen und auf die Verbindung mit anderen existenziell angewiesen. Müssen wir einen Misserfolg fürchten oder den

Verlust von Wertschätzung, werden die evolutionär eingeschriebenen Muster in uns aktiv. Gut vorbereitet auf Laufen oder Kämpfen sitzen wir dann vor dem Computer oder in einer Konferenz. Hier können wir jedoch mit körperlicher Aktivität gar nichts bewirken und so stört uns diese Reaktion. Die beschleunigte Atemfrequenz, die erhöhte Muskelspannung und die fehlende Kreativität irritieren uns. Dass diese Reaktion automatisch stattfindet, erleben wir als Kontrollverlust.

Wir spüren nicht, dass es sich um eine grundsätzlich gesunde Vorbereitung auf eine Herausforderung handelt. Die biologisch angelegte Bewältigungsstrategie erscheint in dieser Situation als Schwäche und verunsichert uns, wenn wir unsere Ressourcen mit der bevorstehenden Anforderung vergleichen. Die Aufgabe scheint zu wachsen, während wir selbst an Sicherheit verlieren. Diese Diskrepanz aktiviert einmal mehr die körperlichen und psychischen Kampf-Fluchtreaktionen. Ein Teufelskreis beginnt: Je größer die innere Unruhe, umso weniger fühlen wir uns der gestellten Aufgabe gewachsen, umso höher wird die Körperspannung und umso drängender das ständige gedankliche Vergleichen. Ist zunächst keine Lösung in Sicht, folgen schlaflose Nächte. Dass wir nicht »runterkommen« beunruhigt uns noch mehr, weil Müdigkeit eine schlechte Voraussetzung ist, um eine Aufgabe gut zu Ende zu bringen.

Stressreaktionen machen uns schnell und effektiv. Sie ermöglichen uns, beim Autofahren auf die Bremse zu treten, bevor wir bewusst realisiert haben, dass ein Kind auf die Straße läuft. Es ist der gleiche Mechanismus, mit dem wir in einer Prüfung ungewohnt schlagfertig sind, weil alle Ressourcen mobilisiert werden, um die Anforderung zu bewältigen.

Zum Problem werden Stressreaktionen dann, wenn sie nicht zu einer Lösung führen und dennoch aufrechterhalten werden. Wenn es dem Organismus nicht mehr gelingt, die Spannung auszugleichen und so der Handlungsimpuls anhaltend aktiv bleibt. Wenn nach und nach der ganze Alltag dominiert wird vom inneren Streben nach Bewältigung einer Anforderung, dann können Stressreaktionen eskalieren und in eine Stressspirale führen. Langsam werden Ressourcen aufgebraucht, es wächst das Gefühl von den äußeren Anforderungen gesteuert zu werden. Die Erschöpfung nimmt zu und kann in eine Burnout-Krise führen oder gar in eine Depression.

Die Frage ist, wie wir den modernen Anforderungen, die sich so sehr von den Lebensbedingungen unserer Vorfahren unterscheiden, so begegnen können, dass die Muster der Evolution uns nicht zum Fallstrick werden. Und wie kann eine so alte Lehre wie das Yoga dabei helfen?

Der heilsame Blick nach innen

Zu allen Zeiten und überall stehen Menschen den Anforderungen ihres Alltags gegenüber und versuchen ihnen wirkungsvoll zu begegnen. Menschen entwickeln Strategien, um Belastungen und Sorgen zu minimieren und um ein erfülltes Leben führen zu können. Wie diese Strategien aussehen, ist abhängig von der Kultur, die den Menschen umgibt und von den Aufgaben, vor die er sich gestellt sieht.

Um die Herausforderungen ihres Lebens zu meistern, haben Menschen in der Tradition des Westens den Blick stets nach außen gerichtet. Sie haben die Welt erforscht, um den Anforderungen handelnd begegnen zu können. Die zunehmenden Kenntnisse in allen Wissenschaften konnten genutzt werden, um die Unabhängigkeit des Einzelnen von den äußeren Bedingungen zu vergrößern. Bis die Schwerkraft nicht mehr an den Boden hielt, der Winter nicht zum Frieren zwang und Bakterieninfektionen ihre tödliche Macht eingebüsst hatten. Im Dialog mit ihrem Gott haben die Menschen des Westens um Einflussnahme und Führung gebeten, damit ihr Streben eine gute Richtung nahm.

Yoga wurzelt in einer anderen Tradition. Um die Macht des Leidens zu verringern, haben Yoga-Übende weniger nach Einflussmöglichkeiten auf die Welt um sie herum Ausschau gehalten, und sie haben ihren Gott nicht über sich gesucht. In der Tradition des Ostens haben die Menschen versucht, ihre Fragen durch den Blick nach innen zu beantworten. Jahrhundertelang haben Yoga-Übende achtsam von Augenblick zu Augenblick in sich hineingeschaut, um die Bedingungen des Seins zu erkunden. Bei jeder Übung betrachten sie, was sich ihnen offenbart. Immer haben sie dabei versucht, sich von den Vorstellungen zu lösen, wie etwas sein soll, um zu beobachten, was in ihrem Innern wirklich vorgeht. Patanjali lehrt im »Yoga Sutra« (Desikachar 2006), Yoga praktizieren heiße, immer wieder den Schleier der Konzepte beiseite zu lassen und auf die unmittelbare Erfahrung zu schauen. Generationen von Lehrern und Schülern haben so ihre Erfahrungen zusammengetragen zu einem Wissen über innere Zusammenhänge, darüber wie Leiden entsteht und wie wir die Kraft in uns stärken können, durch die wir uns als gesund und heil erleben. Es ist ein Erfahrungswissen über die Wirkungsweise von Körper und Geist und über die Selbstheilungskräfte, die in uns wirksam sind. Es ist ein Wissen, das viele Menschen der westlichen Welt als Bereicherung empfinden, um die Anforderungen des Lebens im 21. Jahrhundert zu bewältigen. Und es wird zunehmend als eine wertvolle Ergänzung für westliche Therapieansätze im Bereich der Psychotherapie wie auch in der Behandlung somatischer Erkrankungen wahrgenommen und eingesetzt.

An vielen Stellen wird das östliche Erfahrungswissen heute von westlicher Forschung bestätigt. Wissenschaftliche Studien zeigen, dass Yoga Gesundheit und Leistungsfähigkeit stärkt. Yoga erhöht die Stressresistenz und hilft, depressive Symptome zu überwinden. Es senkt den Blutdruck und den Spiegel des Stresshormons Cortisol. Yoga hilft gegen Rückenschmerzen und stärkt das Immunsystem. Auch wer an Angststörungen leidet, dem kann Yoga helfen. Es unterstützt die Fähigkeit zur Entspannung, zur Konzentration und zur Distanzierung von überfordernden Emotionen.

Ein System von Wechselwirkungen

All diese gesundheitsfördernden Effekte, die dem Yoga zugeschrieben werden, scheinen nahezu magisch. Aber Yoga ist nicht magisch. Yoga ist ein durch viele Generationen von Übenden ausgebauter Praxisweg. Mit den Übungen erwerben wir nicht nur Kraft und Flexibilität, sondern lernen gleichzeitig den Blick für die eigenen Bedürfnisse und Fähigkeiten zu schärfen. Wir beginnen Zusammenhänge wahrzunehmen, die uns bis dahin weitgehend unbewusst blieben. Wir erlangen dadurch eine Kenntnis von uns selbst, die es uns ermöglicht, unser inneres Gleichgewicht zu finden. Um in Balance zu kommen, müssen wir wahrnehmen, wie Körperreaktionen, Emotionen und Denken in uns zusammenwirken.

Im Alltag geschieht es leicht, dass wir nicht auf das Zusammenwirken dieser Kräfte achten, sondern sie isoliert betrachten. Stress ist eine Angelegenheit der Arbeitsbelastung. Schmerzen sind eine Sache des Körpers, eine Depression ist ein emotionales Problem. Nach Lösungen suchen wir genau in dem Bereich, den wir für betroffen halten.

Sieht man genau hin, wird in Phasen der Erschöpfung deutlich spürbar, wie sehr wir Wesen der Wechselwirkungen sind: Der Gedanke an einen unschönen Streit lässt den Atem unruhig werden, gekränkter Stolz lässt die Zähne zusammen beißen und verhärtet den Rücken schmerzhaft. Die Sorge zu scheitern drückt auf den Magen. Angst lässt das Herz rasen. Schmerzen nötigen die Gedanken, unermüdlich nach einer Ursache zu suchen.

Ein Mensch in einer Erschöpfungskrise kann kaum glauben, dass das, was er körperlich erlebt, Ausdruck einer seelischen Belastung sein soll. Häufig wird er den Eindruck haben, nun, wo es ihm seelisch nicht gut geht, komme auch noch eine körperliche Erkrankung hinzu. »Ein Unglück kommt selten allein«, mag er denken. Nicht genug, sich im dunklen Wald zu verirren, jetzt müssen auch noch Ungeheuer auftauchen.

Auch wenn Ganzheitlichkeit kein Fremdwort mehr ist, überrascht das Ausmaß der wechselseitigen Abhängigkeit der seelischen und körperlichen Prozesse, das die moderne Medizin zeigt, denn unsere traditionelle Vorstellung ist eine andere. Wir wissen, dass Beta-Blocker unser Herz beeinflussen, die Ernährung unsere Verdauung. Aber wie stark unser Selbstbild und unser Bild von der Welt Einfluss auf unsere Gesundheit nehmen, erstaunt uns. Wie sehr das Empfinden, über lange Zeit ungerecht behandelt zu werden, das Herzinfarktrisiko steigert, haben wir in diesem Ausmaß nicht erwartet.

Im gleichen Maße verwundert es zu hören, dass bewusst hervorgerufene Vorstellungsbilder die Pumpbewegung des Herzens verändern können. In seinem Buch »Die Neue Medizin der Emotionen«, beschreibt der Neurologe und Psychiater David SERVAN-SCHREIBER (2004) eine Übung zur Stärkung der Herzkohärenz. Wenn man sich mit einem wirklich schönen Bild vor Augen auf das Herz konzentriert, dann wird der Herzschlag deutlich messbar flexibler und kohärenter: Bremsende und beschleunigende Bewegungen des Herzens finden ein stabiles Gleichgewicht. Der ruhige Rhythmus des Herzschlags erreicht als Meldung das Gehirn, dass physiologisch alles in Ordnung ist. Das Gehirn antwortet darauf mit einem Empfinden von Gelassenheit. Die Gelassenheit wiederum verstärkt die Kohärenz des Herzschlags. Diese Wirkung lässt sich Servan-Schreiber (ebd.) zufolge vergrößern, wenn man gleichzeitig ein Gefühl von Dankbarkeit in sich wachruft.

Während Angst und Stress den Herzschlag beschleunigen, sind positive Bilder, die wir in uns wachrufen, in der Lage, Körperfunktionen zu harmonisieren und uns zu beruhigen. Ergänzen wir die angenehmen Bilder durch das ruhige Führen des Atems, verstärken wir die Wirkung der imaginativen Kraft.

Das, was wir für autonome und automatisch arbeitende Körperfunktionen halten, ist beeinflussbar. Nicht direkt durch den einfachen Willen, aber durch Erfahrungen, die wir machen und durch Bilder, die wir in uns erzeugen.

Mit Gedanken den Körper beeinflussen und umgekehrt

Schon vor unzähligen Generationen führte der achtsame Blick der Yoga-Übenden nach innen zu den gleichen Beobachtungen, die Servan-Schreiber veranlasst haben, seinen Patienten die Arbeit mit positiven Bildern buchstäblich ans Herz zu legen. So wie es zweitausend Jahre zuvor auch Patanjali in den Yoga-Sutren empfohlen hat: »Wenn böse Gedanken aufsteigen, etwa Gedanken an Kränkung oder Täuschung, dann denke gegenteilige und gute Gedanken und gewöhne den Geist daran, einerlei, ob Gier, Wut oder Illusionen die Auslöser oder Träger der bösen Gedanken sind oder ob Du sie deshalb gutheißt; einerlei, ob sie schwach sind oder von mittlerer Stärke oder überaus heftig, genährt von unendlichem Unwissen oder Not«. (Desikachar 2006)

In der Übung zur Stärkung der Herzkohärenz wie auch bei der Arbeit mit positiven Bildern im Yoga geht es nicht darum, den Gedanken und Bildern nachzugehen, die von innen kommen und automatisch auftauchen, sondern sich bewusst für positive Bilder zu entscheiden.

VISUALISIERTER ATEM

Legen Sie sich in eine bequeme Position auf den Rücken. Wenn Sie sich eher unruhig fühlen, kommen Sie in eine aufrechte, aber bequeme Sitzposition.

Nehmen Sie den Boden unter Ihrem Körper war und den Raum um Sie herum. Lenken sie dann langsam den Blick nach innen. Nehmen Sie die Atembewegungen Ihres Körpers war. Beachten Sie auch die Umkehr am Ende des Ein- bzw. Ausatmens.

Stellen Sie sich dann Ihren Atem als einen reinen und klaren Strom vor. Schaffen sie sich ganz bewusst ein Bild von Ihrem Atem, so als wäre der Atem eine kostbare Substanz – einfach und klar, wie klares Wasser oder ganz reines Licht. Wählen sie ein Bild, das Ihnen kostbar ist.

Der Atemstrom kann erfrischend oder wärmend sein, je nach Ihrem Bedürfnis.

Nehmen sie sich einen Augenblick Zeit, um ein Bild für den Atem zu finden, das Sie als vollkommen positiv empfinden: Falls es Ihnen gefällt, stellen Sie sich den Atemprozess wie eine weiche Brandung vor. Oder vielleicht ist es Ihnen angenehm, sich das Atemvolumen wie Wasser in einer kleinen Felsenmulde am Meer vorzustellen, mit jeder Welle hebt und senkt sich der Wasserspiegel – mal etwas mehr, mal etwas weniger.

Wenn Ihnen die Vorstellung von Licht besser gefällt, dann wählen Sie ein angenehmes Bild, das Sie mit einer schönen Erfahrung von Licht verbinden. Vielleicht sind Ihre Bilder auch ganz andere. Wenn Sie Ihr Bild gefunden haben, dann bleiben Sie dabei. Wann immer es sich verändert, kehren Sie bewusst zu Ihrem Ursprungsbild zurück.

Betrachten Sie das Ein- und Ausströmen des einfachen, klaren Atems. Liegen Sie oder sitzen Sie und atmen Sie mit diesem Bild. Atmen Sie bis in die Zehenspitzen hinein ein und den ganzen Weg wieder aus. Bis in die Fingerspitzen hinein, ein und wieder aus; bis in die Krone des Kopfes hinein, ein und wieder aus.

Stellen Sie sich dann vor, dass mit dem Einatmen dieser kostbare Atem in jede Zelle Ihres Körpers strömt – heilend und kräftigend. Als würde jede einzelne Zelle vom Atem geklärt. Stellen Sie sich vor mit dem Ausatmen strömt alles Belastende aus.

Stellen Sie sich vor sogar die Leere zwischen den Atomen, die uns ausmacht, wird beatmet.

Stellen Sie sich vor, wie mit jedem Ausatmen alles Verbrauchte und jede überflüssige Spannung aus dem Körper strömt. Bleiben Sie eine Weile bei Ihrem Atembild.

Nehmen Sie dann den Boden unter Ihrem Körper war. Bewegen Sie Finger und Zehen, lassen Sie Fuß- und Handgelenke kreisen, strecken Sie sich und beenden Sie die Übung. ×

Wir können nicht nur mit Gedankenbildern den Körper beeinflussen, Muskelspannung, Körperhaltung und Mimik nehmen umgekehrt genauso Einfluss auf Denken und Empfinden. Sandra Aamodt und Samuel Wang (2008) berichten in »Welcome to Your Brain« von einem Versuch, bei dem Menschen, mit einem zwischen den Zähnen gehaltenen Stift, Bildergeschichten ansahen. Schon dieses mechanisch verursachte Lächeln führte dazu, dass die Versuchsteilnehmer mit Stift die Geschichten als deutlich lustiger bewerteten als

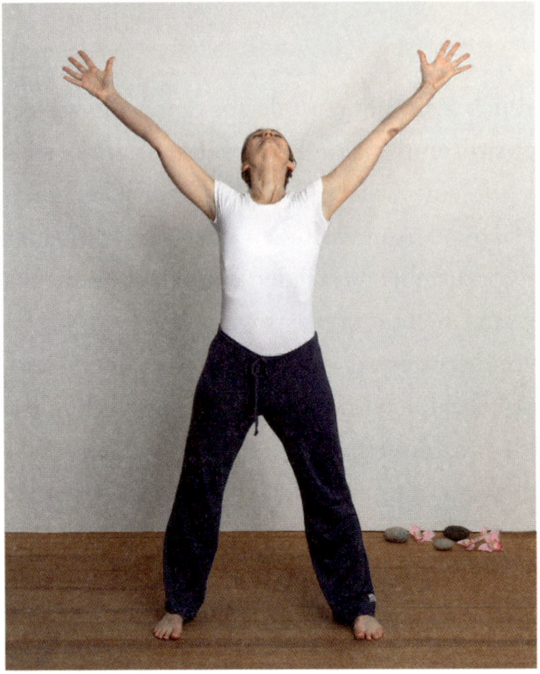

Sonne

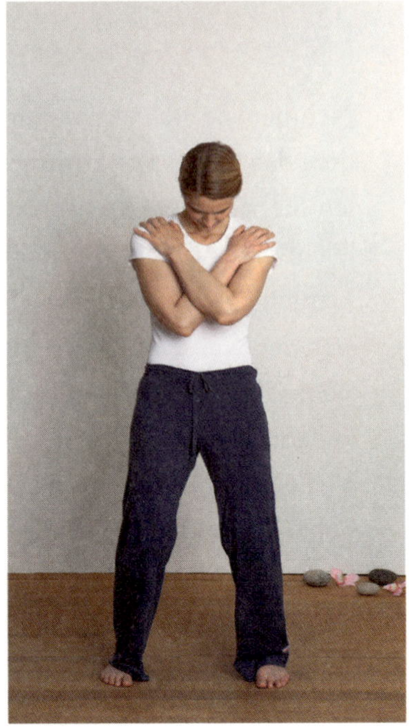

Mond

die ohne. Unsere Körperhaltung und Mimik sind nicht nur Ausdruck unserer inneren Verfassung. Dass durch den Stift erzeugte Lächeln zeigt, dass unsere Stimmung auch von der Körperhaltung beeinflusst werden kann.

SONNE UND MOND

Stellen Sie Sich aufrecht hin. Die Füße etwas weiter als hüftweit voneinander entfernt und ganz parallel. Richten Sie sich von den Fußsohlen ausgehend auf, bis in die Krone des Kopfes hinauf. Folgen Sie dabei der natürlichen S-Kurve Ihrer Wirbelsäule mit Ihrer Aufmerksamkeit. Atmen Sie tief ein und strecken Sie dabei die Arme leicht diagonal weit nach oben, spreizen Sie dabei die Finger. Heben Sie den Kopf so weit, dass Sie nach oben schauen können. Stehen Sie so in alle Richtungen weisend wie eine kindlich gezeichnete Sonne.

Mit dem Ausatmen lassen Sie die Arme sinken. Kreuzen Sie die Arme vor der Brust, so dass Sie die linke Hand auf die rechte Schulter legen können und die rechte auf die linke. Lassen Sie die Schultern leicht nach vorne sinken und runden Sie die Wirbelsäule, so dass das Kinn auf die Brust sinken kann, die Knie sind leicht gebeugt.

Wechseln Sie im Atemrhythmus einige Male zwischen den Positionen hin und her. Verweilen Sie dann für einen Augenblick in der gebeugten Haltung. Prüfen Sie, welche Emotion Ihnen nahe liegt und welcher Gesichtsausdruck. Gibt es Bilder, die auftauchen?

Wechseln Sie dann mit einem tiefen Atemzug zur gestreckten Position und prüfen Sie auch hier, welches Empfinden die Position auslöst, welcher Gesichtsausdruck sich einstellt und ob Bilder auftauchen. Wenn Sie sich beim Ausatmen noch einmal runden, dann lösen Sie bewusst alle Spannung der Gesichtsmuskulatur. Wenn Sie sich dann das nächste Mal einatmend strecken, lächeln Sie.

Lösen Sie dann die Position und beobachten Sie achtsam Ihr Erleben. ×

Im Yoga haben solche Erfahrungen der »Rückkoppelung« von Denken, Fühlen und Körperempfinden die Vorstellung von Gesundheit und Wohlbefinden geprägt. Stress und Depression führen zu einer Disbalance im Zusammenspiel dieser Kräfte, einen Zustand, den wir als »Zerrissensein« erleben. Yoga ist darauf ausgerichtet, zu einem Ausgleich der Kräfte zu führen, die in uns wirksam sind, zu einer Erfahrung des Ganzseins.

Darum sind Atem, Körper und Geist immer gleich wichtige Aspekte der Yogapraxis: Praktizieren wir die Körperübungen, sind die Atmung und die Konzentration ebenso bedeutsam wie die Körperhaltung. Üben wir die Meditation, ist die Stabilität unserer Sitzposition Voraussetzung dafür, dass die Aufmerksamkeit auf dem Atemfluss ruhen kann.

Mit jeder Yogaübung schaffen wir ein Bewusstsein für den Zusammenhang dessen, was durch Stress oder Depression auseinander zu driften scheint.

Das Sanskritwort für die Yogaübungen, das Dehnen und Stärken des Körpers, heißt »Asana«. Es hat seine Wurzel in dem Wort »as«, was sowohl »sitzen« wie »anwesend sein« bedeutetet. Eine Übung wird nicht hinter sich gebracht, sondern so bewusst durchgeführt, dass wir vollkommen präsent sind. Asana bedeutet, dass wir in diesem Moment anwesend sind, dass wir eins werden, mit uns und unserer Praxis.

HELDENPOSITION

Stellen Sie Sich aufrecht hin. Die Füße hüftweit voneinander entfernt und ganz parallel. Richten Sie sich von den Fußsohlen ausgehend auf, bis in die Krone des Kopfes hinauf. Folgen Sie dabei der natürlichen S-Kurve Ihrer Wirbelsäule mit Ihrer Aufmerksamkeit.

Atmen Sie ein, drehen Sie sich nach rechts und setzen Sie gleichzeitig den

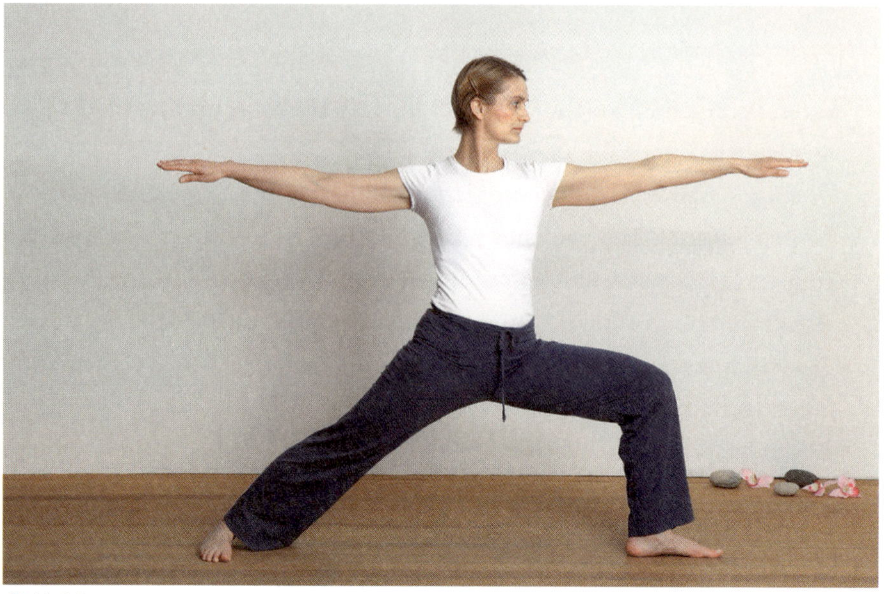

Held

rechten Fuß in einer weiten Grätsche einen guten Meter zurück. Bringen Sie Ihre Füße in eine T-Position. Drehen Sie dafür die rechte Zehenspitze etwa 90 Grad nach außen, die rechte Ferse zeigt dann auf die Mitte des linken Fußgewölbes. Achten Sie darauf, dass das Knie senkrecht über der Ferse bleibt. Ihre Schultern sollten senkrecht über der Hüfte stehen, so dass es keine Rotation in der Wirbelsäule gibt.

Heben Sie den Beckenboden, und saugen Sie den unteren Bauch leicht an, um Ihre Wirbelsäule zu schützen. Nehmen Sie das Dreieck wahr, dass aus Füßen und Körpermitte gebildet wird. Stellen Sie sich vor, dieses Dreieck wäre Ihr felsenhafter Sockel. Breiten Sie mit dem Einatmen die Arme aus. Stellen Sie sich vor, dass Sie mit dem Ausatmen die gestreckten Arme und die Schultern auf Ihrem Sockel ablegen, so dass die Schultern alle Spannung abgeben, während Sie die Arme, bis in die Fingerspitzen hinein, strecken.

Drehen Sie nun den Kopf, und schauen Sie mit den Augen über den linken Mittelfinger konzentriert auf ein imaginäres Ziel, während der Fokus Ihrer Aufmerksamkeit nach innen gerichtet ist, dorthin, wo Sie Ihren Atem am deutlichsten spüren.

In dieser Position verkörpern Sie einen Helden: Ihr Herz ist gehoben. Ihre Kraft kommt aus der Körpermitte, etwa drei Finger breit unter dem Bauchnabel.

Atmen Sie tief und gleichmäßig. Beim Ausatmen werden Sie sich der Kraft bewusst, mit der Füße und Beine Sie unumstößlich mit dem Boden verbinden, das rechte Bein kraftvoll gestreckt, das linke dynamisch gebeugt. Beim Einatmen greifen Sie stolz mit den bis in die Fingerspitzen gestreckten Armen weit in den Raum hinein. Die Konzentration ruht auf der Atmung. Verschmelzen Sie mit der Position zu einer Verkörperung von Kraft und Ruhe.

Bleiben Sie für einige Atemzüge und wechseln Sie die Seiten. Beobachten Sie dann achtsam Ihr Erleben. ✖

Erschöpfung ist etwas Wunderbares. Nach einer Wanderung, einem Fußballspiel oder einem erfolgreichen Projekt alle Viere von sich zu strecken, schafft ein Gefühl wohliger Entspannung. Zu wissen, dass diese Entspannung verdient ist, sättigt uns Menschen existenziell. Die Schwere des Körpers tut so wohl, dass wir das eigene Gewicht auf dem Boden genießen, Müdigkeit zeichnet die Welt weich und trägt in festen Schlaf.

Es gibt aber auch eine andere Erschöpfung. Die ist schon da, wenn man am Morgen die Augen öffnet. Sie weicht nicht aus den Gliedern und macht schon Alltägliches so mühsam, dass Kleinigkeiten die Belastungsgrenze überschreiten. Dann macht sich eine wütende Verteidigungshaltung breit oder ein verzweifeltes Gefühl von Überforderung. Es erscheint als Zumutung, dass alle nur fordern. Das Wochenende ist zu kurz. Die Erholung reicht gerade für die ersten Aufgaben, dahinter ragt ein Gebirge aus Notwendigkeiten auf, das schon beim Anblick atemlos macht. Manche Menschen reagieren mit einer unruhigen Angst zu scheitern. Andere fühlen sich immer antriebsloser, weil es kaum lohnend scheint etwas zu tun, wenn doch nach jedem bezwungenen Berg ein neuer auftaucht.

Das natürliche Wechselspiel zwischen Anspannung und Entspannung

Die Natur ist ein weiter Raum. Nach einem Berg folgt ein Tal, nach der Begegnung mit einem Raubtier ist die Luft eine Weile rein. Auf diesen Rhythmus ist unser Organismus ausgerichtet. Ein Geräusch im Gebüsch und der Blick auf ein Raubtier aktivieren die Handlungsbereitschaft. Ist das gefährliche Tier erlegt oder hat die Flucht in sichere Distanz geführt, dann folgt nach einer kleinen Weile erhöhter Aufmerksamkeit eine Aktivierung des Parasympathikus im vegetativen Nervensystem: Er hemmt aktiv den Stresskreislauf. Der Atemfluss wird tief und ruhig, die Muskeln entspannen sich, der Herzschlag wird langsamer, wodurch der Blutdruck sinkt, Verdauung setzt ein und das Denken wird ungerichteter, kreativer. Beim genüsslichen Essen auf dem Rastplatz kann das Abenteuer, bunt ausgeschmückt, anderen erzählt werden. Man hat Muße, um sich auszutauschen und zusammen zu sein, bis die Augen zufallen und das Gras zum tiefen Schlaf einlädt. Ein solcher Wechsel zwischen Herausforderung und Entspannung ermöglicht Gesundheit, Leistungsfähigkeit und Wohlbefinden. Gelingt es, eine Anforderung durch eigene Aktivität zu bewältigen, sei es durch Kampf oder Flucht, dann ist das eine Erfahrung, die uns stärkt. Wir können uns als wirksam erleben, können für zukünftige Aufgaben im besten Wortsinn Selbstvertrauen aufbauen. In unser Selbstbild fließt die Erfahrung ein, dass wir Herausforderungen handhaben und wirksam bewältigen können.

Unser natürliches Reaktionsmuster ist es, Anforderungen und Unsicherheiten, die uns begegnen, mit erhöhter Handlungsbereitschaft zu beantworten und dann zu entspannen, wenn die Umwelt uns wieder vertraut, verstehbar und unbedrohlich erscheint. Ausgestattet mit diesem Reaktionsmuster, geht der heutige Mensch durch die Straßen und zur Arbeit. Die Anforderungen, die uns im zeitgenössischen Leben begegnen, sind jedoch meist weniger eindeutig zu identifizieren als die Bedrohung, die von einem Raubtier in der Steppe ausgeht. Ganz sicher sind wir nicht, ob der Chef ein Löwe ist oder ein Freund.

Auch der Rhythmus, in dem Anforderungen und Unsicherheiten auftauchen, hat sich enorm verdichtet. Wann ein Kampf gewonnen oder eine Flucht gelungen ist, lässt sich schwer erkennen. Es ist nicht sicher, dass hinter einem Arbeitsberg ein Tal liegt. In einer Multitasking-Welt laufen unterschiedliche Aufgaben parallel. Ständig checken wir die Mails, während wir gleichzeitig auf das Telefon achten. Auf dem Schreibtisch türmen sich unerledigte Papiere, die durch neue ersetzt werden, bevor die alten abgearbeitet sind. Vor diesem Stapel sitzen wir und möchten Gewissheit über den Ausgang der Situation erlangen. Wir möchten spüren, dass unsere Kräfte ausreichend waren und die Strategie erfolgreich, damit wir entspannen können. Unser natürliches Reaktionsmuster sagt uns, dass wir uns nur genug anstrengen müssen, dann werden wir nach dem Berg auch das Tal erreichen. Darum machen wir weiter, immer weiter, um endlich auf den Grund des Stapels zu kommen. Der Blick ist in die Zukunft gerichtet, auf den Moment, in dem die Arbeit geschafft ist. Dann wird Ruhe sein, das erscheint uns als ganz natürliches Versprechen. Bis dahin versuchen wir möglichst schnell voran zu kommen und möglichst viel zu schaffen.

Es ist ein Risiko der modernen Welt, diesen Moment der Ruhe nicht mehr zu finden: Häufig fehlen in einem normalen Arbeitsalltag die Zeichen, dass eine Aufgabe bewältigt, eine Gefahr gebannt ist. Angesichts verdichteter Arbeitsanforderungen, Homeoffice und ständiger Erreichbarkeit bleibt die Ungewissheit, ob wir unseren Anforderungen gewachsen sind oder nicht bestehen. Das belohnende Genießen bleibt ebenso aus wie der Austausch über das Abenteuer mit den Freunden und der erholsame Schlaf. So werden die Ressourcen nicht gestärkt. Wir bleiben in der inneren Unruhe, die ein Knacken im Gebüsch und der Anblick eines Raubtieres in uns wachrufen. Wir bleiben in der erhöhten Handlungsbereitschaft, mit der wir uns auf das Erklimmen eines Berges vorbereiten. Der Sympathikus bleibt aktiviert und wir leben im Zustand erhöhter Handlungsbereitschaft unruhig auf eine erlösende Zukunft hin.

Bewusst loslassen

Auch der Königssohn Arjuna aus der Bhagavad Gita geriet in große Unruhe angesichts der Ungewissheit seiner Situation. Er fragte seinen Wagenlenker Krishna, wie sein Kämpfen denn eine bessere Zukunft bringen könnte und wünschte sich einfach aufzugeben. Krishna gab darauf eine merkwürdige Antwort: Er sagte, Arjuna habe kein Anrecht auf die Früchte seines Tuns. Das klingt rigide, aber löst man die Botschaft von dem strengen Ton, den ein Lehrer vor 2000 Jahren seinem Schüler gegenüber eingenommen haben mag, dann ist es auch ein schützendes Gebot. Es rät uns, die ständige Ausrichtung auf den Ausgang der Handlung aufzugeben. Wenn der Wagenlenker dem Königssohn sagt, er solle nicht die Früchte seines Tuns zum Motiv der Handlung werden lassen, dann fordert er ihn damit auf, seine Handlung nicht von ihrem Ausgang her zu definieren.

So ist es im Yoga. Es geht es nicht um das Ergebnis. Wenn wir diesen Gedanken ernst nehmen, dann werden wir vielleicht um unsere Erfolgserlebnisse gebracht, aber wir werden auch befreit von dem Drang, einen Kampf zu gewinnen, eine Aufgabe erledigen zu müssen. Losgelöst von der evolutionären Veranlagung erst auszuruhen, wenn eine Anforderung bewältigt ist, fordert oder erlaubt Yoga eine Praxis, die das regelmäßige Herunterfahren unserer Spannung ermöglicht. Phasen des Engagements und der Entspannung werden nicht von außen bestimmt, sondern selbst gewählt. Nicht die Aufgabe entscheidet, was wir tun und wann wir ausruhen, sondern wir selbst.

Weder die einbrechende Dunkelheit noch die Überwindung einer Gefahr bringen heute eine Ruhephase mit sich, wir müssen bewusst für das Lösen unserer Anspannung sorgen. Das Aktivieren des Parasympathikus, das zur Entspannung führt, fordert in einer flexiblen Welt Disziplin, denn mitten in der Ungewissheit loszulassen, kostet Überwindung. Die viel gepriesene Work-Live-Balance entsteht nicht von allein, sie muss austariert werden.

Es gibt ein Asterixheft, in dem die Briten um fünf Uhr den Kampf mit den Römern unterbrechen, um Tee zu trinken. Diese Karikatur beschreibt auf amüsante Weise, wie Kultur helfen kann, mit unserer Natur umzugehen. Solche Ruherituale schützen uns vor unserem Bedürfnis, erst Klarheit über Erfolg oder Misserfolg haben zu wollen, bevor wir ausruhen. Die Bibel formuliert das strenger: Am siebten Tage sollen wir ruhen. Bezeichnenderweise heißt es nicht »dürfen«.

Die heutige Arbeitswelt hält solche Rituale nicht mehr für jeden bereit. Ein flexibler Mensch ist eben gerade nicht an einen traditionellen Rhythmus gebunden. Die Arbeit, aber auch die Aufgaben, die wir uns selber stellen, werden zur wilden Steppe, in der wir bis zum Umfallen einen Löwen nach dem anderen erlegen.

Mit Yoga können wir lernen, selbst entschieden mit diesen Mustern der Evolution umzugehen. Eine Yogaübung ist so aufgebaut, dass Herausforderung und Loslassen in einem festen Rhythmus aufeinander folgen. So üben wir im Yoga, uns einer Anforderung bewusst zu stellen und uns danach ebenso bewusst wieder zu lösen. Jede Körperübung ist in drei Phasen gegliedert:

1. sich der Position annähern und hineinkommen,
2. sich herausfordern und bleiben,
3. den Blick nach innen auf das Erleben richten und loslassen.

Ebenso ist jede Übungsstunde aufgebaut: Der Phase der Vorbereitung und Mobilisierung folgt eine Phase der kraftvollen Herausforderung, dieser eine Phase des Nachspürens, der Introspektion und Regeneration.

Der pendelnde Rhythmus von Herausforderung und Loslassen schreibt sich als Fähigkeit zur Selbststeuerung in das Gehirn ein. Statt bis zur Verausgabung einer von der Bewältigung der Aufgabe abhängigen Erholungsphase entgegen zu streben, lehrt die Yogapraxis die Kontrolle über das Einsetzen und Regenerieren der Ressourcen selbst zu übernehmen.

Indem wir die Wechselwirkungen von Atmung, Körper und Geist in den Phasen der Bewegung und Entspannung bewusst erkunden, können wir ler-

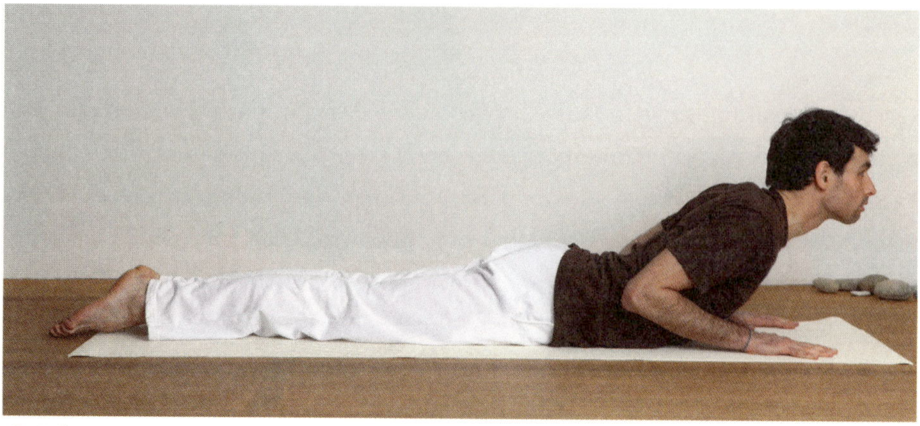

Kobra

nen, auf dieses Wechselspiel selbst Einfluss zu nehmen. Ganz sicher sind wir gelassener und leistungsfähiger, wenn wir uns bewusst einer Aufgabe zuwenden, unsere Kraft konzentriert für diese Aufgabe einsetzen, um anschließend einen Augenblick die Wirkung zu betrachten, bevor wir für einige Atemzüge Körper und Geist entspannen und uns dann einer neuen Aufgabe zuwenden.

KOBRA

Legen Sie sich auf den Bauch, die Stirn auf dem Boden. Stellen Sie die Hände so neben dem Brustkorb auf, dass die Fingerspitzen mit den Schultern abschließen. Die Ellenbogen weisen dann nach oben, drücken Sie sie leicht an den Brustkorb heran. Stellen Sie sich vor, Sie wollten Ihr rechtes Schulterblatt zur linken hinteren Hosentasche ziehen und das linke Schulterblatt zur rechten Hosentasche. Behalten Sie diese Position der Schultern während der ganzen Übung bei.

Die Fersen sind geschlossen und bleiben es während der ganzen Übung.

Stellen Sie sich vor, dass Sie sich mit einem Einatmen vom Bauchnabel bis zur Krone des Kopfes in die Länge und diagonal nach vorne oben ziehen. Heben Sie das Kinn, strecken Sie Ihr Brustbein und heben Sie den Brustkorb vom Boden. Drücken Sie dabei Oberschenkel und Schambein in den Boden. Heben Sie Ihren Oberkörper mit der Kraft der Rückenmuskulatur, nicht mit der Kraft der Arme. Lösen Sie probehalber einmal die Hände vom Boden, so können Sie prüfen, ob Sie wirklich aus der Rückenmuskulatur heraus arbeiten. Setzen Sie die Hände dann wieder auf. Heben Sie den Oberkörper nur soweit, wie es Ihnen möglich ist, ohne dass Sie die Schultern hochziehen oder die Fersen öffnen.

Bleiben Sie nun einige Atemzüge in der Position. Atmen Sie tief und ruhig.

Rollen Sie dann Wirbel für Wirbel zurück auf den Boden. Machen Sie ein Kissen aus Ihren Händen, legen Sie eine Wange darauf ab. Lassen Sie die Fersen nach außen fallen, die Zehenspitzen weisen zueinander. Beobachten Sie Ihre Körperempfindungen als wären Sie ein etwas fremder aber freundlicher Beobachter. Nehmen Sie so aufmerksam wie möglich wahr, was Sie spüren. Wenn Sie bemerken, dass Sie einen inneren Dialog über die Bedeutung oder Bewertung der Übung beginnen, lösen Sie einfach die Aufmerksamkeit von diesem Zwiegespräch und kehren Sie zum Betrachten der Körperempfindungen zurück.
Vergessen Sie die Kobra dann einfach. Nehmen Sie Ihren Atem in diesem Augenblick wahr. Visualisieren Sie den Atem für einige Atemzüge als eine reine und klare Substanz, die Sie als kostbar empfinden wie klares Wasser oder wie ganz reines Licht.
Strecken Sie sich, aktivieren Sie Ihren Körper und beenden Sie die Übung. ✖

Die Aufmerksamkeit lenken

Um zwischen Anspannung und Entspannung hin und her wechseln zu können, müssen wir unsere Aufmerksamkeit selbst lenken können.

Viele Yogaschüler berichten, dass ihre Übungspraxis ihnen das »Abschalten« erleichtert. »Abschalten« bedeutet, sich vom Nachhall des vorherigen Ereignisses zu lösen und bewusst zu entscheiden, worauf wir als Nächstes die Aufmerksamkeit richten wollen: auf eine andere Aufgabe oder auf die Regeneration.

Die reinste Form, die Aufmerksamkeit selbst zu lenken, ist die Meditation. Statt die Aufmerksamkeit von äußeren Reizen leiten zu lassen, entscheiden wir selbst, worauf wir unsere Aufmerksamkeit richten. Dabei geht es nicht darum, einen bestimmten Zustand zu erreichen oder auch nur anzustreben, weder den des Wohlgefühls noch den der Entspannung. Wir übernehmen in der Meditation von Augenblick zu Augenblick die Führung über die Aufmerksamkeit.

Dafür wählen wir einen Fokus wie den Atemprozess. Wenn wir gewahr werden, dass unsere Aufmerksamkeit ungerichtet umherschweift, dass wir einen inneren Dialog führen oder irgendetwas wiederholt durchdenken, lenken wir die Aufmerksamkeit ganz einfach wieder zurück auf den Prozess des Ein- und Ausatmens.

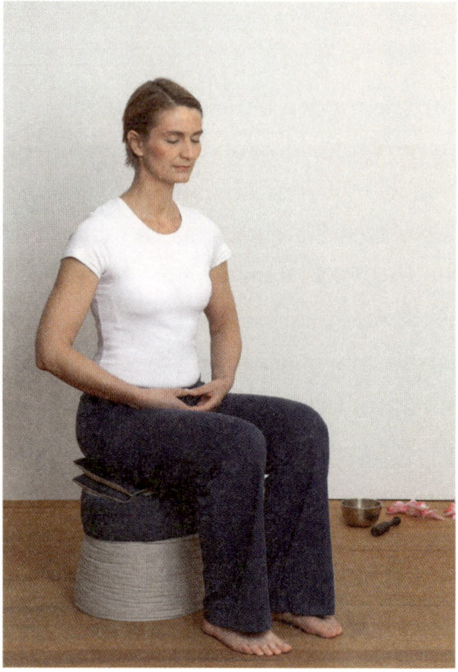

Meditation 1

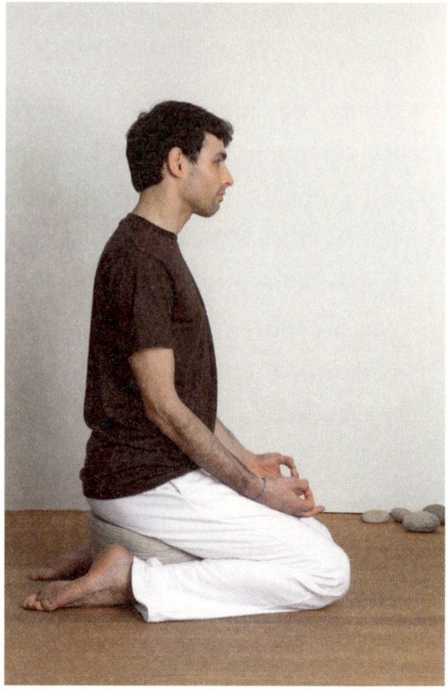

Meditation 2

Es ist kaum möglich und auch nicht nötig, das Denken zu unterbinden. Wir üben einfach die Aufmerksamkeit zurückzulenken, wann immer wir bemerken, dass wir abgedriftet sind. Um die Aufmerksamkeit zu lenken, geben wir dem Denken einen Gegenstand. In der Yogameditation ist das die Wiederholung einer Silbenfolge: eines Mantras. Das Mantra gibt dem Denken einen kleinen Halt in der Gegenwart und verhindert, dass wir den Fokus verlieren.

MEDITATION

Finden Sie eine Möglichkeit, vollkommen aufrecht und gleichzeitig bequem zu sitzen. Das kann auf einem Hocker sein oder auf einem Kissen. Es ist nicht wichtig, dass Ihre Sitzposition eine bestimmte Form erfüllt, passen Sie Ihre Sitzposition Ihrer Beweglichkeit an. Es ist das Beste, wenn Ihr Körpergewicht auf drei Punkte verteilt ist.

Wenn Sie auf einem Hocker sitzen, ist das Gewicht gleichmäßig auf Gesäß und Oberschenkel verteilt. Die Füße stehen etwa hüftweit parallel zueinander auf dem Boden.

Wenn Sie auf einem hohen Kissen sitzen, nehmen Sie es zwischen Ihre Beine und bringen Sie die Knie links und recht des Kissens auf den Boden. Wählen Sie ein Kissen, das hoch genug ist, um das Gewicht auf Gesäß und Unterschenkel zu verteilen und so die Knie zu entlasten.

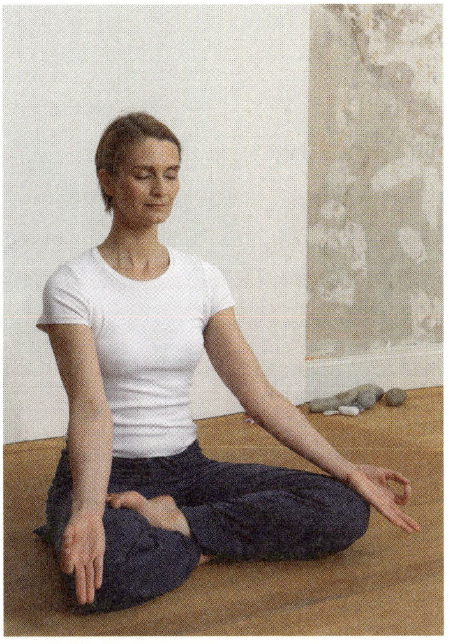

Meditation 3

Wenn Sie mit gekreuzten Beinen auf einem flachen Kissen sitzen, achten Sie darauf, dass auch hier Ihr Gewicht auf Gesäß und Beine verteilt wird. Eine solche Möglichkeit ist der Schneidersitz.

Die klassische Meditatitonsposition mit gekreuzten Beinen ist aber der »halbe Lotossitz« (Svastikasana). Legen Sie hierfür den linken Fuß gegen oder auf den rechten Oberschenkel, und schieben Sie dann den rechten Fuß so unter das angewinkelte linke Bein, dass Sie die rechte Fußinnenkante zwischen Oberschenkel und Wade des linken Beines schmiegen können.

Welche der Positionen Sie auch für sich gewählt haben: Richten Sie Ihre Wirbelsäule vom Becken ausgehend auf. Längen Sie Ihr Brustbein mit dem Gefühl, Ihr Herz zu heben und den Brustraum zu weiten. Lassen Sie zu, dass die Schultern leicht nach hinten und unten sinken. Sitzen Sie so aufrecht, dass Sie Stabilität und Leichtigkeit verbinden.

Das Kinn neigt sich ganz leicht in Richtung Kehlkopf, die Zunge wird hinter den oberen Schneidezähnen sanft an den Gaumen gelegt. Sie können die Augen schließen oder auf einem Punkt vor Ihnen auf dem Boden ruhen lassen.

Ihre Hände liegen auf den Knien oder ruhen im Schoß, die linke Hand in der rechten.

Richten Sie Ihre Aufmerksamkeit auf Ihren Atem. Begleiten Sie jeden Atemzug mit Ihrer ganzen Achtsamkeit. Greifen Sie nicht in den Atemprozess ein, beobachten Sie einfach, wie der Atem kommt und geht, ein biologischer Prozess, der allen Lebewesen gemeinsam ist. Schauen Sie dieser Atembewegung zu, wie man Wellen zuschauen könnte. Betrachten Sie auch die kleinen Pausen zwischen Ein- und Ausatmen.

Wann immer Sie bemerken, dass Ihre Gedanken Sie längst woanders hingetragen haben, nehmen Sie das zur Kenntnis, und kehren Sie einfach zur Betrachtung Ihres Atems zurück.

Es ist nichts falsch daran, dass die Gedanken abdriften, so sind Gedanken, üben Sie darum keinen Zwang aus. Wenn Sie bemerken, dass Sie in einen inneren Dialog verwickelt sind, erlauben Sie Ihrer Aufmerksamkeit, sich aus dem Argumentieren zu lösen und ganz einfach zurückzukehren zu gerade diesem Atemzug. Um Ihren Gedanken einen Halt zu geben, benennen Sie im Stillen jeden Atemzug mit: »So ham«. »So« für das Einatmen und »ham« für das Ausatmen. »So ham« ist Sanskrit und bedeutet »ich bin« oder »ich bin das«.

Stellen Sie eine Uhr und bleiben Sie genau die eingestellte Zeit sitzen. Wenn Ihr Wecker das Signal für das Ende der Meditationszeit gibt, nehmen Sie die Hände in Gebetshaltung vor dem Herzen zusammen, atmen Sie noch einmal sehr konzentriert ein und aus und schließen Sie die Übung bewusst ab. Beginnen Sie zunächst mit fünf Minuten. Wenn Sie geübter sind, dehnen Sie die Übungszeit schrittweise auf 20 Minuten aus. Oder passen Sie die Meditationszeit dem Aufbau Ihrer Übungspraxis an, wie es im Kapitel »Wie mit Yoga beginnen« beschrieben wird. ✖

Erschöpfung als Folge fehlender Anerkennung

Nicht allein der vergebliche Versuch eine andauernde Überforderung zu bewältigen, kann erschöpfen, denn wir laufen nicht nur vor dem Raubtier weg (oder überwältigen es), wir laufen auch zum Rastplatz und zu dem Treffpunkt mit den Freunden hin. Erreichen wir die anderen nicht, kann auch das »Hinterherlaufen« alle Kraft aufbrauchen.

Menschen streben aktiv den Zustand der Regeneration an. Dafür suchen wir die Begegnung mit anderen, denen wir uns verbunden fühlen und die uns ein Gefühl der Sicherheit geben. Die Möglichkeit Geschichten über unsere erfolgreichen Abenteuer zu erzählen, Interesse und Anerkennung zu spüren, erleben wir als Belohnung. Auf solche Belohnung sind wir angewiesen, sie ist es, die unsere Ressourcen stärkt. Im Zusammensein mit Menschen, die wir mögen und von denen wir uns gemocht wissen, schöpfen wir Kraft und Selbstsicherheit für neue Aufgaben. Dass von anderen wahrgenommen wird, was wir geleistet haben, sättigt uns. Darum strengen wir uns an, um solche Nahrung zu finden. Belohnung für erbrachte Leistungen ist kein Luxus, sondern sie ist notwendig, um gesund zu bleiben.

Zum Ausdruck gebrachte Anerkennung ist eine Belohnung, Wertschätzung oder Dank ein anderer. In der Arbeitswelt sind es Beförderungen, Fortbildungen oder mehr Gehalt. Letztendlich geht es um die Zeichen, ob wir wertgeschätzt werden, ob wir angekommen sind und bleiben können. Bleibt die Anerkennung unserer Leistungen aus, bleiben wir hungrig.

»Gratifikationskrise« nennt der Medizin-Soziologe Johannes SIEGRIST (2004) den ungestillten Hunger nach Anerkennung für eine erbrachte Leistung. Als Gratifikationskrise erleben wir die Verunsicherung, die entsteht, wenn eine Anstrengung über einen längeren Zeitraum hinweg nicht angemessen gewürdigt wird; wenn wir keine ausreichenden Zeichen erhalten, dass unser Einsatz wahrgenommen und von uns wichtigen Menschen geschätzt wird. Wir haben dann das Gefühl, das die Anstrengung sich nicht lohnt.

Die Ausgewogenheit von Anstrengung und Belohnung

Ab wann es an angemessener Wertschätzung für eine Leistung fehlt, lässt sich nicht allgemeingültig sagen. Ganz sicher erfordert es große Ressourcen, einen dementen Angehörigen zu pflegen, der von einer Minute auf die andere vergisst, was Ehefrau oder Sohn schon für ihn getan haben: Großes Engagement erfährt hier keine Anerkennung. Eine allein erziehende Mutter verdient mit Überstunden das Geld für die Klassenfahrt der Kinder. Statt Anerkennung erntet sie das schlechte Gewissen, nicht genügend für die Kinder da zu sein. Auch ein Arbeitgeber, der die Bewältigung steigender Arbeitsbelastungen bei gleichem Lohn für selbstverständlich hält, wird bei den meisten Angestellten das Gefühl eines Ungleichgewichts zwischen Anstrengung und Belohnung auslösen. Wer in einer solchen Belastungssituation lebt, muss sorgsam mit sich sein und aus anderen Quellen Anerkennung und Bestätigung schöpfen. Er muss sich klar machen, dass ein solcher Ausgleich kein »Hobby« ist, sondern notwendige Voraussetzung, um gesund zu bleiben.

In vielen anderen Situationen ist es weniger eindeutig zu sehen, ob die Anerkennung für einen geleisteten Einsatz angemessen ist. Es hängt eher vom Maßstab des Einzelnen ab, als von der tatsächlichen Belohnung. Ein Mensch, der davon überzeugt ist, gute Arbeit zu leisten und beliebt zu sein, braucht vielleicht nur ein Augenzwinkern, um sich gewürdigt zu fühlen. Ein Koch ist überzeugt, dass sein Essen gut schmeckt, wenn die Gäste aufgegessen haben, ein anderer ist enttäuscht über fehlendes Lob. Wer schon den eigenen Ansprüchen selten genügt, der ist selbst mit einer Beförderung nur wenige Tage zufrieden. Dann braucht er neue Zeichen der Wertschätzung. In einer Welt, in der die Chance besteht, vom Tellerwäscher zum Millionär aufzusteigen, muss er auf einem neuen Feld nach Anerkennung suchen, der nächsten Beförderung entgegenarbeiten. Immer in der Hoffnung, dass der angestrebte Erfolg ihn endlich sättigen wird.

Wenn unsere Möglichkeiten wenig begrenzt sind, ist auch der Bewertungsmaßstab nicht festgelegt. Wir können unseren Erfolg mit dem von Bill Gates vergleichen oder mit dem des Bettlers auf der Straße. Wir können die Anerkennung, die wir erfahren, mit der Bewunderung vergleichen, die Nicole Kidman entgegengebracht wird, unsere Meditationspraxis mit der des Dalai Lama. Die Gratifikationskrise entsteht also zwischen dem eigenen Anspruch und der entgegengebrachten Würdigung. Was uns sättigt, ist abhängig von unserem Hunger. Wer aber hungrig bleibt, der leidet. Wer lange in einem Ungleichgewicht zwischen Einsatz und Anerkennung lebt, der tankt nicht auf, dessen Hunger geht an die Substanz und zehrt von den Reserven.

Als der Königssohn Arjuna sich sorgte, ob er mit seinem Kampf überhaupt etwas erreichen würde, was ihn zufrieden machen könnte, sagte sein Lehrer: »Gleichmut in Erfolg wie Misserfolg, Ausgeglichenheit des Geistes heißt Yoga«. (Sivananda 2003) Nicht der Ertrag der Handlungen soll es sein, der über unser Glück entscheidet. Auch diese Forderung verlangt Bescheidenheit und schützt gleichzeitig vor Stressfolgeerkrankungen.

Die eigenen Ansprüchen überprüfen

Wer sich von Erfolg oder Misserfolg nicht aus dem Gleichmut bringen lassen will, muss einen Maßstab für sein Tun finden, der nicht auf dem Ergebnis seiner Handlungen beruht. Wer nicht am langen Ende von Gelingen oder Misslingen, Lob oder Tadel hin und her geschleudert werden will, braucht einen unabhängigen Stand, ein »Standing«. Wir erleben einen Menschen, den wir als unabhängig von Lob und Tadel wahrnehmen, als selbstbewusst. Das Wort Selbst-Bewusstsein hat eine aussagekräftige Doppeldeutigkeit: Es beschreibt eine Unabhängigkeit von Bildern und Vorstellungen darüber, wie wir sein sollten. Es ist das Bewusstsein dessen, wie wir sind.

Jede Yogapraxis ist in diesem Sinne ein Training des Selbstbewusstseins. Yoga üben, heißt zu lernen, Erfolg oder Misserfolg gegenüber so gleichmütig zu bleiben, dass wir selbst zu unserem Maßstab werden können und nicht das, was wir zu erreichen hoffen. Unsere Balance gewinnen wir aus dem Bemühen, uns zu entwickeln und der Akzeptanz dessen, wie wir sind.

In der Yogapraxis wird dieser Ausgleich mit »Sthira – Sukha« beschrieben. Es bedeutet: mit Kraft und Leichtigkeit. Für die Körperposition heißt das, dass sie so eingenommen werden, dass Sthira und Sukha im Gleichgewicht sind.

Der untrügliche Maßstab für diese Balance ist der eigene Atemfluss. In jeder Haltung soll der Atem gleichmäßig und frei fließen, sei es bei einer Vorwärtsbeuge, einem Schulterstand oder in der Meditationshaltung.

So einfach wie das klingt, so herausfordernd ist dieses Gebot in der Praxis. Die Yogaübungen werden zu einem Spiegel, der uns zeigt, wann wir lieber bequem sind, statt uns zu bemühen und wann wir einem Bild nachstreben, dessen Verwirklichung die eigenen Ressourcen übersteigt. Wenn der gleichmäßige Atemfluss unser Maßstab ist, können wir uns nichts vormachen. Yoga konfrontiert uns mit den eigenen Leistungsansprüchen, mit dem Bedürfnis anders zu sein, als wir in diesem Moment sind. Auf der Yogamatte gilt es, eine Vorwärtsbeuge genau so auszuführen, dass die Übung uns herausfordert, aber nicht überfordert. In der Vorwärtsbeuge können wir – wie bei jeder anderen Yogaübung – sehr genau erfahren, was es heißt, den Spielraum auszudehnen und gleichzeitig zu akzeptieren, wie wir gerade jetzt sind. In jeder Position üben wir, uns selbst ein Maßstab zu sein. Diese Übung erfordert weit mehr als Flexibilität und Muskelaufbau. Auch wenn wir die Übung auf der Matte praktizieren, machen wir eine Erfahrung mit uns selbst. Es ist die Erfahrung, sich zu akzeptieren, ohne sich zufrieden zu geben.

SITZENDE VORWÄRTSBEUGE

Setzen Sie sich hin und strecken Sie die Beine aus. Heben Sie den Beckenboden an und halten Sie diese Kontraktion während der gesamten Übung. Atmen Sie ein, breiten Sie dabei die Arme aus und führen sie diese über die Seiten nach oben. Stellen Sie sich vor, Sie würden sich mit den Händen aus der Hüfte heraus weit nach oben ziehen, so dass Sie Ihre Wirbelsäule aktiv längen. Lassen Sie sich ausatmend mit gestrecktem Rücken so weit nach vorne sinken, dass Sie Ihre Füße greifen können. Fassen Sie mit Zeige- und

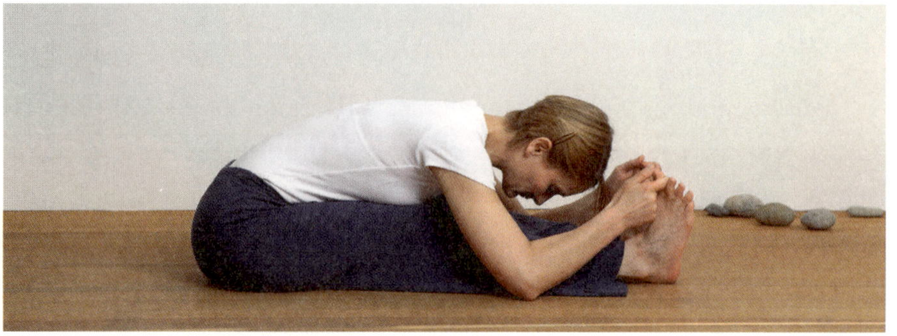

Die sitzende Vorwärtsbeuge

Mittelfinger jeweils zwischen dem großen- und zweiten Zeh hindurch. Beugen Sie dafür wenn nötig die geschlossenen Knie so weit, dass die Bauchdecke die Oberschenkel berührt. Sind Sie an dieser Stelle wirklich ehrlich mit sich selbst? Oder ziehen Sie Ihre Wirbelsäule in die Rundung hinein, um etwas tiefer in die Vorbeuge zu gelangen?

Mit dem Einatmen halten Sie die Zehen weiter umschlossen und heben Sie mit kräftigem Zug die Ellenbogen hinter den Brustkorb. Ziehen Sie die Schultern nach hinten und unten, so dass Sie den Eindruck haben, Sie würden das rechte Schulterblatt zur linken Gesäßhälfte ziehen und das linke Schulterblatt zur rechten Gesäßhälfte. Der Nacken ist lang gestreckt, das Kinn, wie durch den Hals hindurch, leicht nach unten und hinten gezogen, der Blick ruht auf den Zehen.

Stellen Sie sich nun vor, Sie würden mit jedem Einatmen Ihre Wirbelsäule noch etwas weiter in die Länge ziehen. Lösen Sie mit jedem Ausatmen die Muskulatur, die Sie nicht zum Halten brauchen.

Prüfen Sie, ob Sie wirklich loslassen oder ob Sie versuchen, sich mit Kraft weiter zu den Beinen hinunter zu ziehen

Bleiben Sie einige Atemzüge in dieser Position. Denken Sie an den angehobenen Beckenboden. Atmen Sie tief und ruhig. Wenn das nicht möglich ist oder Sie Schmerzen spüren, beugen Sie die Knie stärker, und lösen Sie etwas die Zugkraft der Arme.

Um aus der Position herauszukommen, lösen Sie die Finger von den Zehen, beugen Sie die Knie ein wenig mehr, ziehen Sie sich an den Armen nach vorn und mit gestrecktem Rücken nach oben. Lösen Sie die Spannung, ziehen Sie die Beine an, und stellen Sie die Füße auf.

Stellen Sie abschließend die Füße auf, umschlingen Sie die Knie mit Ihren Armen, Legen Sie die Stirn auf die Knie und beobachten Sie achtsam Ihr Erleben.

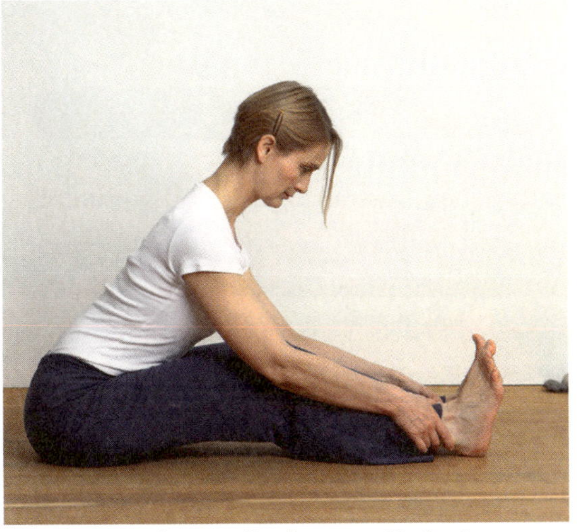

Die sitzende Vorwärtsbeuge – Variante 1

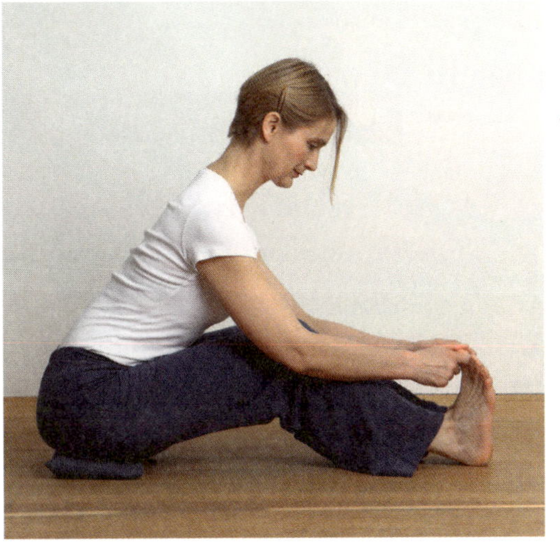

Die sitzende Vorwärtsbeuge – Variante 2

Bleiben Sie einige Atemzüge in dieser Position. Atmen Sie tief und ruhig. Wenn das nicht möglich ist, beugen Sie die Knie weiter, lösen Sie etwas die Zugkraft der Arme. Gehen Sie ebenso vor, wenn Sie Schmerzen spüren. Überprüfen Sie, ob Sie wirklich Ihre eigenen Bedingungen akzeptieren oder ob Sie doch ein Bild anstreben, dass zu erreichen Sie sich gern abverlangen würden.

Um die Vorwärtsbeuge zu verlassen, lösen Sie die Finger von den Zehen, beugen Sie die Beine ein wenig mehr, ziehen sich an den Armen und mit geradem Rücken nach vorn, wie am Beginn der Übung. Lösen Sie die Spannung, stellen Sie die Füße auf, finden Sie eine bequeme Sitzposition, evtl. mit der Stirn auf den Knien, und beobachten Sie die Nachklänge der Position.

Variante 1 Wenn es Ihnen schwer fällt, Ihre Füße zu greifen, umfassen Sie die Unterschenkel.

Variante 2 Wenn Sie Mühe haben, Ihren Rücken in der vorgebeugten Position gestreckt zu halten, legen Sie sich einen Block oder ein festes Kissen unter das Gesäß. ✕

Stressreaktionen gehören zu unserer natürlichen Ausstattung. Es sind normale Reaktionen auf eine Gefahrensituation. Und weil Stressreaktionen das Überleben sichern, sind es sehr mächtige Wirkmechanismen, deren Impulse ohne unsere bewusste Steuerung in Gang gesetzt werden. Es sind »automatische« Reaktionsmuster. Das macht es schwer, sie willentlich zu beeinflussen. Und genau das kann Stressreaktionen dann zu einer Belastung für unsere Gesundheit werden lassen, wenn ihre Impulse so automatisch unsere Reaktionen steuern, dass sie uns den Zugang zu anderen Strategien versperren.

Stressreaktionen gehören zu den Handlungsmustern, die Jon Kabat-Zinn als unseren »Autopiloten« (Kabat-Zinn 2006) beschreibt. In diesem Autopilotenmodus beantworten wir eine Anforderung automatisch mit dem Versuch, sie zu bewältigen. Stellen wir fest, dass die Dinge anders sind, als wir sie für richtig halten, wird automatisch unsere Handlungsbereitschaft aktiviert. Steht die Teekanne dicht an der Tischkante, »juckt es uns in den Fingern«, wir schieben sie weiter in die Mitte, ohne dass wir eine bewusste Entscheidung für diese Handlung treffen. Aktionsmodus (»Doing-Mood«) nennt Kabat-Zinn den Impuls für dieses automatische Handeln. Es ist ein Automatismus, mit dem wir einen Berg überwinden oder ein Raubtier überwältigen wollen, bevor wir ausruhen. Es ist ein Automatismus, der uns die Wertschätzung anderer suchen lässt, wenn wir unser Bestes geben.

Wenn der Lösungsversuch zum Problem wird

Wie sieht es aber aus, wenn diese automatischen Bewältigungsmuster zu keinem befriedigenden Ergebnis führen? Was passiert, wenn ein großes Projekt wie ein Berg vor uns steht und jemand uns einen Weg vorschreibt, von dem wir sicher zu wissen glauben, dass er nicht zum Gipfel führt? Was geschieht, wenn uns ein Raubtier nach dem nächsten begegnet, aber wir keine Zeit haben, auszuruhen? Was passiert, wenn wir unsere ganze Kraft und unser Bestes geben, aber unsere Arbeitsleistung nicht anerkannt wird, sondern uns im Gegenteil vermittelt wird, dass wir austauschbar sind? Wenn in einer Belastungssituation unsere Bemühungen nicht zu einer Entlastung führen, bleiben wir im automatischen Handlungsmodus. Mechanisch streben wir danach, die Diskrepanz aufzulösen, zwischen der Situation, wie sie sein sollte und der Situation, wie sie ist. Im Drang, die aktuelle Situation zu verbessern, überhören wir Signale der Erschöpfung. Mehr noch, sie stören uns bei der Verwirklichung unserer Vorstellungen, und darum ignorieren wir sie oder gehen dagegen an. Wenn wir unkonzentriert werden, weil wir ausgelaugt sind, dann bleiben wir eben noch länger im Büro. Wenn wir beginnen, gereizt zu reagieren, weil der Kunde Unmögliches fordert, kommen wir ihm zum Ausgleich mit einem Termin am Wochenende entgegen. Die Gefahr besteht darin, dass wir meinen, das opfern zu müssen, was eigentlich unsere Ressourcen stärkt: die Freizeit, unsere Hobbys, das Zusammensein mit der Familie oder Freunden. Wir beginnen die entstandenen Leistungsdefizite mit noch mehr Arbeit auszugleichen und geraten in eine Stressspirale, die man als Burnout-Krise beschreiben könnte.

»Burnout« ist ein Begriff, der in der Fachwelt der Mediziner und Therapeuten umstritten ist. Es gibt keine anerkannte Diagnose, die diesen Namen trägt, aber wenn jemand berichtet, ein Burnout zu haben, verstehen wir, wovon er spricht. Burnout hat mit Überlastung zu tun, die über Erschöpfung hinausgeht. Es ist kein Zustand, sondern ein Prozess. Die Strategien, die durch Lebenserfahrung und evolutionäres Erbe in uns eingeschrieben sind, führen nicht mehr zur Lösung einer Aufgabe, sondern verselbstständigen sich zum eigenen Schaden. Burnout ist der Raubbau an den eigenen Ressourcen. Statt an irgendeiner Stelle für Ausgleich zu sorgen, wird die schwindende Kraft mit immer noch mehr Einsatz wettgemacht. Gefangen in der Diskrepanz zwischen dem Gefühl, nicht genug zu tun, und der Hoffnung auf einen beruhigenden Ausgang der Situation, übernimmt im Gehirn das Alarmsystem dauerhaft das Ruder. Es reguliert Atmung, Herzschlag, Muskelspannung, Appetit, Schlaf, Gedankenbewegung und Libido im Hinblick auf eine Gefahrensituation. Die Kreativität ist zu Gunsten der zielstrebigen Ausrichtung auf die Lösung der Situation eingeschränkt. Unter dem Gebot der Ökonomie sind alle Funktionen, die nicht der Gefahrenbewältigung dienen, auf das Nötigste reduziert. Der erhöhte Cortisolspiegel im Blut regt die Zuckerbildung an und beeinträchtigt das Immunsystem. Ebenfalls aus ökonomischen Gründen wird die Hirnaktivität in den Bereichen reduziert, die dafür zuständig sind, Neues in Situationen und Begegnungen aufzunehmen und angemessen zu verarbeiten. Es ist ein Folgeproblem, dass neuronale Bahnen, die nicht genutzt werden, abgebaut werden. So lässt sich zeigen, dass der Hippocampus im Gehirn von Dauerstress gequälten Menschen deutlich an Volumen einbüßt. Die Aktivität im Neocortex wird ebenfalls heruntergefahren. Das vermindert die Konzentrationsfähigkeit, die zudem durch eine andauernd erhöhte Stresshormonausschüttung beeinträchtigt wird. Es schwächt die Fähigkeit, mit Distanz auf die Ereignisse zu schauen und macht es schwer, Impulse zu hemmen.

Wer ständig das Gefühl hat, mit letzter Kraft unlösbaren Anforderungen hinterher zu hetzen, wird fahrig und ungeduldig. Er übersieht Dinge, die er früher nicht übersehen hätte. Dadurch verstärkt sich das Empfinden, nicht gut genug zu sein. Das Gefühl des Ungenügens quält, das Vertrauen, selbst etwas bewegen und bewirken zu können, sinkt. Der erschöpfte Mensch reagiert mit noch mehr Einsatz. Er arbeitet noch länger. Verzweifelt versucht er, seine Kraft zu bündeln und streicht darum alles aus seinem Alltag, was ihm als Luxus erscheint, weil es nicht der Lösung der Situation dient: Verabredungen werden abgesagt, sportliche Aktivitäten gestrichen, um mit den verbliebenen Kräften zu haushalten. Wenn dann der Partner anmerkt, dass es eigentlich schade ist, nicht mehr ins Kino zu gehen, lässt die Wut sich kaum noch in Schach halten. Sieht denn nicht einmal mehr der geliebte Mensch, wie man sich abmüht? Muss denn jeder etwas fordern?

Wer gestresst ist, wird gereizt und auch das schlägt sich auf Dauer nicht nur im Körper nieder, auch die sozialen Kontakte geraten in Mitleidenschaft. Es kommt zu Konflikten und das Leben außerhalb von Arbeit und Aufgaben verändert sich. Überall wächst das Gefühl, »es nicht mehr zu schaffen«. Überall versucht der gestresste Mensch, dieses Empfinden wett zu machen. Alles wird zum Kampf. Bleiben die Anstrengungen ohne Erfolg, entsteht ein Gefühl mangelnder Fähigkeiten und fehlender Anerkennung: »Für mich ist nichts übrig.« So wird der Spielraum für den Mensch in einer Burnout-Krise immer kleiner, während die Anforderungen immer mächtiger werden. Es scheint keine Wahl mehr zu geben, das Leben wird von den äußeren Bedingungen gesteuert und die eigenen Reaktionen unterliegen der Kontrolle des Alarmsystems.

Dass ein Schritt zur Seite auch eine andere Perspektive eröffnen könnte, ist nicht mehr denkbar. Der innere Automatismus suggeriert, dass es nicht nur überflüssig, sondern sogar leichtsinnig wäre, den Blick von den Belastungen zu lösen. Auf fatale Weise beginnt der Automatismus, der schnell und effektiv der Bewältigung einer akuten Anforderung dient, uns bei andauernder Belastung aus der Balance zu bringen. Er verstellt nun den Weg zu einer Lösung.

Nicht allein das Verhalten führt den Menschen in eine Erschöpfungsspirale, wenn er immer mehr von dem opfert, was ihn stärken könnte. Wer über lange Zeit Stress hat, dessen Gehirn wird immer sensibler auf emotional negative bewertete Situationen reagieren.

Die Wege vom Alarmsystem zum rechten präfrontalen Cortex sind fest gebahnt. Es ist der Teil des Gehirns, der maßgeblich an der Repräsentation von Vermeidungszielen beteiligt ist. Die Bewegung weg von der Bedrohung soll unterstützt werden. Zu den Arealen, die für die Aufrechterhaltung negativer Emotionen zuständig sind, besteht darum eine feste Verbindung. Die Bahnungen zum linken präfrontalen Cortex werden bei Dauerstress hingegen schwach. Dies ist der Bereich, der beim Erleben positiver Emotionen aktiviert wird und dessen Aktivierung mit dem Fokussieren von Annäherungszielen verbunden ist. Sehr vereinfacht könnte man darum formulieren: Je länger wir gestresst sind, umso dunkler wird die Brille, durch die wir die Welt sehen und umso schwerer wird es, Veränderungen anzugehen, so dass sich die immer gleichen Erfahrungen zu verfestigen drohen.

Aber auch die Umkehrung ist möglich. So wie sich Stressreaktionen ins Gehirn einschreiben, unseren Blick und unsere Reaktionen formen, so können sich auch Erfahrungen der Ruhe und der Selbstwirksamkeit im Gehirn niederschreiben.

Durch Achtsamkeit Entscheidungsfähigkeit zurückgewinnen

Die Fähigkeit unsere Aufmerksamkeit bewusst zu lenken, kann uns helfen, uns aus den Automatismen der Stressreaktion zu lösen. Wenn wir erst einmal bewusst wahrnehmen, wie wir uns fühlen und was uns bewegt, bevor wir automatisch reagieren, dann entsteht zwischen dem Ereignis, das uns begegnet und der Reaktion, mit der wir antworten, ein Freiraum. Im Moment zwischen Reiz und Reaktion haben wir die Freiheit, anders zu entscheiden, als es Gewohnheit oder automatische Muster nahe legen. Es ist der Raum, den wir brauchen, um aus mechanischem Reagieren zu selbst entschiedenem Handeln zu gelangen.

Wie oft haben wir das Telefon am Ohr, bevor wir wahrgenommen haben, dass es uns eigentlich nicht recht ist, jetzt zu telefonieren. Wie oft sind wir auf der Flucht, bevor wir uns bewusst geworden sind, dass es im Gebüsch geknackt hat. Wie oft führen wir schon ein inneres Streitgespräch mit einer Kollegin, bevor wir überhaupt gemerkt haben, dass ihre Worte schmerzlich getroffen haben.

Wenn wir zunächst wahrnehmen würden, dass wir uns verletzt fühlen, dann könnten wir entscheiden, ob wir Grenzen aufzeigen und uns wehren wollen oder ob wir das Ganze auf sich beruhen lassen, weil wir wissen, wir nehmen zurzeit manches zu persönlich. Wir könnten uns auch entscheiden zu fragen, was die Kollegin veranlasst hat, einen so scharfen Ton zu wählen. Oder wir könnten einfach einige ruhige Atemzüge nehmen. Für welche Möglichkeit wir uns auch immer entscheiden, es wäre uns auf diese Weise bewusst, dass wir eine Wahl haben. Wir würden das Gefühl zurückgewinnen, selbst auf die weitere Situation Einfluss nehmen zu können, statt automatischen Reaktionen die Kontrolle zu überlassen.

Wenn wir wahrnehmen, was dieser Moment in uns bewegt, können wir entscheiden, wie wir darauf antworten. Eine achtsame Haltung wirkt dem Empfinden entgegen, von äußeren Bedingungen bestimmt zu sein. Sie stärkt das Bewusstsein für Wahlmöglichkeiten und stärkt so die Stressresistenz. Wer Achtsamkeit praktiziert, kann der Chronifizierung von Stresssymptomen entgegenwirken. Sind wir wirklich achtsam, entscheidet nicht die Teekanne an der Tischkante, ob wir die Hand ausstrecken, sondern wir selbst.

ACHTSAMKEITSÜBUNG

Nehmen Sie sich ein Glas Wasser. Setzen Sie sich bequem, aber aufrecht hin. Schauen Sie das Wasser in Ihrem Glas an. Nehmen Sie wahr, was Sie vom Wasser sehen können. Vielleicht bemerken Sie, dass nach einigen Momenten Gedanken und Bilder in Ihnen auftauchen, vielleicht beginnt auch ein innerer Dialog, über das, was Sie vom Wasser wissen oder damit verbinden. Vielleicht driften Ihre Gedanken zu ganz anderen Themen ab. Nehmen Sie alles dies zur Kenntnis, aber befassen Sie sich nicht weiter damit. Kehren Sie stattdessen mit Ihrer Aufmerksamkeit zurück zum Anblick des Wassers.

Schließen Sie nach einer Weile die Augen und stellen sie sich das Wasser einmal vor. Auch hier mögen über kurz oder lang Gedanken und andere Bilder auftauchen. Versuchen sie nicht, das zu verhindern, sondern nehmen Sie es zur Kenntnis, und kehren Sie dann mit der Aufmerksamkeit zur Vorstellung des Wassers zurück.

Öffnen Sie nach einer Weile die Augen, und sehen Sie das Wasser in Ihrem Glas noch einmal an. Nehmen Sie dann einen ersten Schluck Wasser. Beobachten Sie so aufmerksam und genau wie möglich, was Sie in Ihrem Körper spüren: die Berührung mit dem Wasser, seinen Geschmack und die Temperatur. Den Weg, den das Wasser durch Ihren Körper nimmt.

Versuchen Sie nicht zu verhindern, dass Assoziationen auftauchen oder Sie abgelenkt werden, nehmen Sie das alles aufmerksam wahr, und kehren Sie dann mit Ihrer Aufmerksamkeit zu den Empfindungen zurück, die das Wasser in Ihnen auslöst.

Nehmen Sie sich einige Minuten Zeit, um Schluck für Schluck das Wasser zu trinken. Nehmen Sie jeden Schluck achtsam wahr, mit allem, was er in Ihnen auslöst. Wenn Ihr Glas leer ist, bleiben Sie noch einen Augenblick bei den Empfindungen, die das Trinken eines Glases Wasser in Ihnen bewirkt. ✖

»Achtsamkeit bedeutet, auf eine bestimmte Art aufmerksam zu sein: bewusst, im gegenwärtigen Augenblick und ohne zu bewerten.« (SEGAL, WILLIAMS, TEASDALE 2008). Es ist wichtig zu unterscheiden, dass Achtsamkeit nicht Entspannung oder Wohlgefühl bedeutet. In der achtsamen Haltung unterscheiden wir nicht zwischen guten oder schlechten Gedanken, wir rufen nichts bewusst hervor und drängen nichts beiseite. Wir beobachten wach und aufmerksam, was immer in diesem Augenblick geschieht, ohne einzugreifen.

Neben vielen anderen Funktionen ist das Lenken der Aufmerksamkeit eine Leistung des Präfrontalen Cortex. Das ist der Teil des Gehirns, der uns Menschen auch die Fähigkeit zur Selbstreflexion gibt. Durch diese Fähigkeit können wir erkennen und verstehen, welche körperlichen, emotionalen und mentalen Reaktionen angestoßen wurden. Es ist dieses Bewusstsein, dass uns ermöglicht, die automatischen Reaktionen zu unterbrechen. Jedes Mal, wenn wir bewusst die Aufmerksamkeit auf einen gewählten Fokus lenken, lösen wir uns von den automatischen Reaktionen und Bewertungen und aktivieren eine neue neuronale Verbindung. Sie führt dazu, dass bei Menschen, die regelmäßig Achtsamkeit praktizieren, die alten Reaktionsmuster verlassen und durch neue gesündere Verhaltensweisen ersetzt werden können. So kann die achtsame Haltung helfen, sich aus den Automatismen der Stressreaktion zu lösen.

Es ist das Paradox des Yoga, dass wir darauf vertrauen, uns zu entwickeln und dennoch Yoga nicht als Waffe gegen irgendeinen ungeliebten Zustand praktizieren.

Wir üben Yoga, um achtsam zu sein. Wir versuchen nicht gut im Yoga zu werden, um leistungsfähiger zu sein. Yoga wäre dann doch nur eine weitere Technik, um irgendeine Lösung zu erreichen, die irgendein Muster uns als erstrebenswert erscheinen lässt. Yoga praktizieren wir um des gegenwärtigen Augenblickes willen. Es ist dieser Moment, der es uns erlaubt, frei von automatischen Reaktionen zu sein. Die Vergangenheit ist vorbei und die Zukunft noch nicht existent. In der Yogapraxis wenden wir uns der Möglichkeit zu, in diesem Moment ganz einfach präsent zu sein.

Hält der Zustand an, indem alles weggelassen wird, was Ressourcen stärken würde, um nur die anstehenden Aufgaben zu bewältigen, mag es eine lange Zeit geben, in der es mal besser geht und mal die Erschöpfung das Leben bestimmt. Wenn jedoch die Erschöpfung über Wochen und Monate anhält, kann eine Depression erreicht sein.

Die Frage, was eine Depression eigentlich ist, lässt sich auf vielfältige Weise beantworten. Jemand, der selbst eine Depression erlebt, wird finden, dass keine dieser Antworten sein Erleben wirklich erfasst. Schlafstörungen, Mutlosigkeit, Leere oder Angst sind Worte, bei denen Menschen mit Depressionserfahrungen nicken werden. Viele von ihnen werden auch zugrunde liegende Konflikte bestätigen, einen vorausgegangenen Rollenwechsel vielleicht oder fortlaufende Kränkungen, aber damit ist immer nur ein Teil der Geschichte beschrieben.

Jede erlebte Depression ist eine sehr persönliche Erfahrung. Sie ist so individuell wie der Blick eines Menschen auf die Welt, abhängig von seinen Lebenserfahrungen, Hoffnungen, Träumen oder Ängsten. Die Diagnose Depression hingegen ist ein Modell. Das Persönliche ist ausgelassen und das Allgemeine hervorgehoben.

Etwa 20 Prozent der deutschen Bevölkerung erlebt in ihrem Leben eine behandlungsbedürftige Depression, für Frauen ist das Risiko einer depressiven Krise höher als für Männer. Die WHO geht davon aus, dass die Depression im Jahre 2020 nach den Herzkreislauf-Erkrankungen die häufigste Krankheit sein wird. Hinter den Zahlen stecken Lebensgeschichten. All diese einzelnen Schicksale, all die schweren Morgen, die zugeschnürten Mägen und die entfremdeten Blicke auf das, was früher Freude bereitet hat, sind in dem abstrakten Modell zusammengefasst, das wir Depression nennen.

Ein Modell ist wie ein Stadtplan: Aspekte werden wiedergegeben. Ein Stadtplan zeigt auf, wo der Jungfernstieg den Ballindamm kreuzt, aber nicht, ob es dort ein freundliches Café gibt. Wahrscheinlich nicht einmal, ob dort ein Fahrradweg ist. Für diese Frage gibt es möglicherweise einen speziellen Fahrrad-Stadtplan. Das heißt: Modelle geben Antwort auf bestimmte Fragen. Und sie geben diese Antwort auf eher allgemeine Weise.

In der ICD-10, der internationalen Klassifikation der Erkrankungen, wird die depressive Episode (F32) beschrieben, wie sie sich einem Betrachter darstellt, anhand der Symptome und dem Verlauf:

»Bei den typischen leichten, mittelgradigen oder schweren Episoden leidet der betroffene Patient unter einer gedrückten Stimmung und einer Verminderung von Antrieb und Aktivität. Die Fähigkeit zur Freude, das Interesse und die Konzentration sind vermindert. Ausgeprägte Müdigkeit kann nach jeder kleinsten Anstrengung auftreten. Der Schlaf ist meist gestört, der Appetit vermindert. Selbstwertgefühl und Selbstvertrauen sind fast immer beeinträchtigt. Sogar bei der leichten Form kommen Schuldgefühle oder Gedanken über eigene Wertlosigkeit vor. Die gedrückte Stimmung verändert sich von Tag zu Tag wenig, reagiert nicht auf Lebensumstände und kann von sogenannten »somatischen« Symptomen begleitet werden wie Interessenverlust oder Verlust der Freude, Früherwachen, Morgentief, deutliche psychomotorische Hemmung, Agitiertheit, Appetitverlust, Gewichtsverlust und Libidoverlust. Abhängig von Anzahl und Schwere der Symptome ist eine depressive Episode als leicht, mittelgradig oder schwer zu bezeichnen.«

Mit einer solchen Beschreibung lässt sich klären, ob jemand an einer Depression leidet. Viel schwerer ist es zu erfassen, was es bedeutet, wenn es schon zu viel scheint, morgens mit der Familie zu frühstücken, wenn negative Gedanken das gemeinsame Lachen mit Freunden verhindern und Angst den Weg ins Kaufhaus versperrt. Und dennoch ist die Verallgemeinerung einer Diagnose ungeheuer hilfreich. Das allgemeine Wissen um die Krankheit Depression hilft dem Psychotherapeuten das Besondere zu verstehen, es hilft dem Arzt, Medikamente zu empfehlen und es kann für den Betroffenen Erleichterung bringen zu erfahren, dass er nicht allein ist mit seinem Leiden. Und dass es Behandlungsmöglichkeiten gibt.

Ein Modell zu entwickeln von dem, was eine depressive Krise ausmacht, kann helfen zu erkennen, dass wir ihr nicht ausgeliefert sind. Eine Vorstellung über das Zusammenspiel von Körper, Fühlen und Denken schafft den Abstand, der nötig ist, um nicht dem ersten Impuls zu folgen. Denn es ist nicht so, dass wir schon spüren, was uns gut tut. Gerade diese Fähigkeit geht in der Depression verloren und wir tappen in die Falle automatischer Verhaltensmuster.

Wenn wir kein Konzept davon haben, warum wir Körper- oder Atemübungen machen, dann geben wir möglicherweise eher dem Bedürfnis nach, uns die Bettdecke über den Kopf zu ziehen. Wenn wir nicht wissen, warum wir unsere Aufmerksamkeit in der Meditation achtsam lenken, dann werden wir lieber dem Impuls nachgeben zu grübeln, was es mit unserem Leiden auf sich hat. Um die Depression bewältigen zu können, brauchen wir eine Landkarte, die uns eine Möglichkeit aufzeigt, die Depression zu verstehen.

An welcher Stelle die Krankheit Depression beginnt, ist nicht leicht auszumachen. Die ICD-10 verlangt dafür, dass sich eine bestimmte Anzahl von Symptomen über einen bestimmten Zeitraum hinweg konstant zeigt. Die Diagnose ist eindeutig, wenn ein Mensch seit einigen Wochen morgens um vier aufwacht und mit einem Gefühl von Verzweiflung einem Tag entgegenschaut, an dem Alltägliches zur Last geworden ist. Wenn er sich als Zumutung für seine Familie empfindet und sich durch nichts von seiner Verzweiflung ablenken kann, weil die Konzentrationsfähigkeit eingeschränkt ist. Wenn die Gedanken um den Eindruck der eigenen Wertlosigkeit kreisen, dann sollte kein Zweifel bestehen, dass Hilfe nötig ist. Aber wann genau Gesundheit aufhört und Krankheit beginnt, bleibt ein vager Übergang. Bis wann ist eine Befindlichkeitsstörung noch angemessene Erschöpfung und wie groß darf die Niedergeschlagenheit nach einem Misserfolg sein, damit sie noch gesund oder schon krank ist?

Gesundheit ist wie Krankheit kein klar definierter Zustand. Der Medizinsoziologe Aaron ANTONOVSKY (1997) beschreibt ein Kontinuum zwischen idealer Gesundheit und behandlungsbedürftiger Erkrankung. Niemand ist demnach ganz gesund und niemand vollständig krank. Wir befinden uns immer zwischen diesen beiden Punkten des Kontinuums, mal sind wir mehr gesund und mal mehr krank. Wie gesund oder wie krank genau wir sind, ist meistens nicht eindeutig zu bestimmen. Neben den Symptomen, die beschrieben werden können, ist auch die persönliche Bewertung der Symptome bedeutsam dafür, ob jemand sich eher als krank oder als gesund erlebt.

In der Depression kann das gefährlich sein. Das Gefühl unfähig oder den gestellten Anforderungen nicht gewachsen zu sein, kann Symptom der Depression sein. Problematisch ist aber vor allem die Schlussfolgerung, sich wegen der angenommenen eigenen Unfähigkeit keine Hilfe zu suchen, denn wer von seiner Schwäche überzeugt ist, der fürchtet, die Hilfe gar nicht nutzen zu können oder sie nicht wert zu sein. Schuldgefühle, den anderen zur Last zu fallen oder sich nicht freuen zu können, obwohl es anderen viel schlechter geht, können ebenso zur Depression gehören wie Wut auf sich selbst und die vermeintliche Unfähigkeit, sich zusammenzureißen.

Angst ist der häufigste Begleiter der Depression. Wie eine Vorahnung schleicht sich das Gefühl ein, etwas Bedrohliches stünde bevor. Nicht wenige Menschen durchlaufen die medizinische Diagnostik wegen Schwindelgefühlen, Taubheit in den Fingern oder Herzrasen, bis deutlich wird, es geht um Angst im Zusammenhang mit einer Depression. Aber auch andere Körpersymptome gehören zur Depression, Verdauungsprobleme, Appetitlosigkeit, unstillbarer Hunger ebenso wie Schmerzen. Ohrgeräusche sind möglich und manche Menschen beschreiben, dass sie die eigenen Körpergeräusche wie Herzschlag und Blutrauschen hören. Schweißausbrüche, große körperlicher Unruhe und Anspannung sind bei manchen Menschen verbunden mit dem Gefühl der Kraftlosigkeit. Andere erleben sich als antriebslos und leer. Häufig sind die Symptome morgens schlimmer als abends, insgesamt ist der Schlaf- Wachrhythmus bei vielen Menschen in einer Depression aus der Balance geraten. Weil man abends nicht einschlafen kann und zwischen vier und fünf Uhr früh schon wieder wach ist, belastet Zerschlagenheit den Tag. Andere Menschen haben Mühe, überhaupt wach zu bleiben und würden am liebsten den ganzen Tag schlafen.

Viele Menschen haben die Vorstellung, eine Depression sei vor allem eine Veränderung des Gefühls. Erlebt man eine Depression, erfährt man sehr deutlich, wie künstlich die Trennung von Emotionen, Körper und Seele ist. Gefühle, Denken und Körpererleben sind ein System ständiger Wechselbeziehungen. Die Depression ist eine Erkrankung, die den ganzen Menschen erfasst. Sie betrifft das seelische Wohlbefinden, die Stimmung und das Denken ebenso wie den Körper und die Beziehungen zu anderen Menschen.

Eine Depression kann eine gefährliche Erkrankung sein. Es gehört zu ihren tückischen Symptomen, dass der Leidende die Hoffnung verliert, dass es Besserung geben kann. Die quälenden Gefühle von Leere, Unruhe, Verzweiflung oder Angst werden von den Gedanken mit Generalisierungen beantwortet: »Ich werde nie wieder glücklich sein«, »Ich verliere mich immer mehr«. Die Erinnerungen an bessere Zeiten sind verblasst, die Erfahrung, dass die guten Zeiten den nicht so guten folgen, ist nicht mehr präsent, die Möglichkeit einer Veränderung der Situation ist nur noch als Verschlechterung vorstellbar. Suizidalität ist dann eine Gefahr.

Von außen ist es häufig schwer zu verstehen, warum ein Mensch im depressiven Erleben so gefangen bleibt. Und auch derjenige, der die Depression durchleidet, bewegt in seinem Kopf unermüdlich die Frage, warum es ihm nicht gelingt, die bedrückenden Gefühle zu bekämpfen und den quälenden Gedanken Einhalt zu gebieten. Was ist nur verkehrt? Es scheint eine so nahe liegende Frage, dass es fast so aussieht, als müsse sie gestellt werden, um das Problem zu lösen. Doch statt aus der Misere herauszuführen, ist diese Frage der Motor, der die depressive Spirale weiterlaufen lässt.

Ein Mensch, der morgens mit einem Gefühl von Druck in der Magengegend aufwacht, mag überlegen, was los ist, dass der bevorstehende Tag erneut als bedrückende Last erscheint. Er wird vergleichen zwischen dem, wie es vor der Krise war, wie es sein sollte und dem, wie es jetzt ist. Er wird finden, dass etwas falsch ist. Und er wird weiter vergleichen, um zu verstehen, was falsch ist. Vermutlich wird er finden, dass seine Niedergeschlagenheit unangemessen ist. Es lässt sich kein angemessener äußerer Anlass finden, der sein Leiden erklären könnte. Es muss also mit ihm selbst, seiner Lebensweise oder seinen Beziehungen etwas Grundsätzliches falsch sein. Diesen Schluss teilt er mit den meisten Menschen in einer Depression. Der Vergleich zwischen Soll und Ist wird angestellt, um der Sache auf den Grund zu gehen und um eine Veränderungsstrategie entwickeln zu können.

Aber das Fazit des Vergleichens ist beunruhigend: Es lautet: »Mit mir und meinem Leben stimmt etwas nicht«. Eine solche Feststellung verschlechtert das Befinden. Sie versetzt den gesamten Organismus in einen Stresszustand. Auf Stress, egal ob von innen oder außen, reagieren wir mit dem Muster, das die menschliche Entwicklungsgeschichte in uns ausgelöst hat: Als stünde ein Löwe im Gebüsch, bereiten wir uns auf Flucht oder Angriff vor. Fatalerweise, denn wie sollte der Kampf gegen das eigene Erleben oder die Flucht vor dem eigenen Gefühl gelingen können?

In einer Depression ist der Versuch, das eigene Erleben zu bekämpfen, eine ständige Sisyphusarbeit. Die wiederkehrende Feststellung, dass etwas falsch ist mit mir, bedeutet, dass ich permanent das eigene Erleben als Bedrohung identifiziere und ständig auf der Suche nach einem Ausweg bin. Wenn ich meine Angst oder Verunsicherung als falsch bewerte, dann tröstet das nicht, sondern es beunruhigt mich, weil es zeigt, dass etwas mit mir nicht stimmt. Und statt hinauszuführen aus der Krise, führt die Strategie des Vergleichens und Grübelns immer tiefer hinein. Die Autoren der achtsamkeitsbasierten kognitiven Therapie der Depression (Kabat-Zinn, Williams, Teasdale, Segal 2008) beschreiben, wie das grüblerische Denken das depressive Empfinden intensiviert, das es eigentlich zu überwinden sucht. Sie vergleichen den Versuch sich grübelnd aus der Depression befreien zu wollen mit den verzweifelten Versuchen eines Menschen, der im Treibsand steckt und sich mit Bewegungen zu retten sucht, die ihn immer tiefer einsinken lassen.

Wenn wir fragen, warum ein Mensch in einer Depression nicht die Strategie wechselt, dann kann man antworten: weil so unsere Natur ist. Es ist die automatische Reaktion, mit der wir angesichts einer Bedrohung, den Fluchtweg oder den Feind so fest im Auge behalten wie ein Frosch die Schlange. In freier Wildbahn ist es Überlebensstrategie, dass das Denken sich auf die Bewältigung einer Kampf- Oder-Flucht-Situation einengt. Es wäre ungünstig, sich von einer duftenden Blume oder einer schönen Idee ablenken zu lassen, wenn die Suche nach einem Ausweg das vorrangige Ziel ist. Mit dem gleichen Muster reagieren wir auf die Feststellung: »Etwas ist falsch mit mir und meinem Leben« oder gar »Ich bin falsch«. Auch hier engt das Denken sich auf den Versuch ein, die Situation zu ändern. Das ungute Gefühl ist der Reiz, auf den die automatische Reaktion der aktivierten Alarmbereitschaft folgt. Aber an dieser Stelle bringt die Strategie keinen Nutzen, sondern macht es dem Betroffenen schwer, sich vom Grübeln über seine Situation zu lösen. Man könnte sagen, in der Depression lesen wir an unseren eigenen Symptomen ab, dass irgendetwas alarmierend ist. Im Vergleich mit den äußeren Umständen wird die folgende Anspannung jedoch rational als unangemessen bewertet. Da in der Umwelt gar nichts ist, was den Alarmzustand rechtfertigt, muss etwas mit mir falsch sein. Jedes Mal, wenn wir hart mit uns ins Gericht gehen, um das bedrohliche Gefühl hinter uns zu lassen, wird es nur noch stärker.

Dieses Wechselspiel zwischen Gedanken, Empfinden und Körperreaktionen ist die depressive Spirale. In einem ununterbrochenen inneren Dialog zwischen Denken und Empfinden wird das eigene Erleben mit »falsch« bewertet. Die innere Stimme sagt vielleicht: »Wenn nur dieser schreckliche Druck auf der Brust nicht wäre, dann würde es mir wieder besser gehen. Was ist nur los, dass ich ihn nicht wegbekomme! Ich habe doch, was ich brauche.

Wie kann es angehen, dass ich schon morgens so bedrückt bin. So wird meine Frau mich nicht mehr lange aushalten.« Der eigene Körper, die Gefühle und Gedanken werden zu Feinden. Und die Konfrontation mit diesen Feinden löst Stress aus. Doch wenn wir mit uns selber kämpfen, wer kann da gewinnen und wann ist der Kampf vorbei?

Yogaübungen sind keine Waffen in diesem Kampf gegen depressive Symptome, sondern ein Weg, sich aus diesen inneren Kämpfen zu lösen.

Die depressive Strategie, Körperempfindungen und Emotionen durch rationale Analyse zu besiegen, funktioniert nicht, weil Körper und Seele ein Feedbacksystem sind. Yogaübungen stärken das Erleben der Einheit von Körper und Seele und lindern so das depressive Empfinden der Disharmonie zwischen den quälend im Kreis bewegten Gedanken, der inneren Unruhe und dem matt erschöpften Körper. Durch die achtsame Haltung üben wir, unsere Empfindungen nicht gleich zu bewerten, sondern einfach nur zu beobachten. So verschaffen die Übungen dem Denken und Fühlen Erfahrungen, die nicht als Bedrohungssignale gewertet werden müssen. Dieses Aussteigen aus der depressiven Spirale macht die eigentliche Qualität des Yoga für die Bewältigung einer Depression aus.

Darüber hinaus verändern kontinuierliche Körperübungen das Körperbild, das durch die Depression als defizitär oder bedrohlich erscheint. Wie jeder Sport wirkt Yoga ausgleichend auf das Stresssystem und fördert das Wachstum neuer Nervenzellen im Gehirn. Das ist nötig, um wieder andere Erfahrungen machen zu können.

Schon einfache Übungen lassen Kraft oder Flexibilität spürbar werden. Haben wir verstanden, dass wir in der Depression an den eigenen Symptomen ablesen, dass der Zustand bedrohlich ist, dann wird deutlich wie wichtig es ist, dem inneren Scann andere Reize zu bieten: Stehen wir mit verspannten Muskeln, hoch gezogenen Schultern und gerundetem Rücken da, signalisieren wir nach innen und außen das Gefühl einer Bedrohung und das Bedürfnis, uns zu schützen. Strecken wir die Wirbelsäule, weiten wir den Brustkorb und ziehen die Schultern nach hinten und unten, findet eine Unterbrechung des sich selbst bestätigenden Kreislaufes statt.

TADASANA – BERGHALTUNG

Stellen Sie sich aufrecht hin, die Füße hüftweit auseinander und parallel, der mittlere Zeh weist dann gerade nach vorn. Heben Sie einatmend die Zehen vom Boden und spreizen Sie die Zehen so weit, wie es Ihnen möglich ist. Setzen Sie ausatmend den kleinen Zeh weit außen ab und schmiegen Sie dann Zeh für Zeh an den Boden, in dem Sie die großen Zehen zur Mitte ziehen. Wiederholen Sie diese kleine Bewegung dreimal.

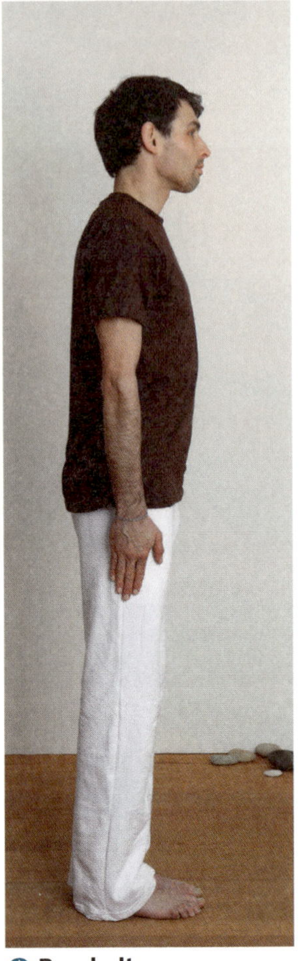

Berghaltung

Nehmen Sie die Fußsohlen am Boden wahr wie die Sohle eines Berges. Richten Sie von dieser Basis ausgehend Ihre vertikale Körperachse auf. Längen Sie die Fußgelenke, die Knie. Heben Sie leicht den Beckenboden und nehmen Sie den unteren Bauch ganz leicht zurück, so dass Ihr Becken sich aufrichtet. Begleiten Sie die natürliche S-Form Ihrer Wirbelsäule mit Ihrer Aufmerksamkeit bis hin zur Krone Ihres Kopfes, die wie die Gipfel eines Berges nach oben strebt. Das Kinn ist parallel zum Boden, ganz leicht, wie durch den Hals hindurch, nach hinten gezogen, um die Nackenwirbel aufzurichten. Schultern und Arme »fließen« entlang der Körperseiten wie Bergbäche nach unten. Sie müssen dafür nichts tun, nehmen Sie einfach die Wirkung der Schwerkraft auf Hände, Arme und Schultern wahr. Heben Sie zwischen den sinkenden Schulterblättern Ihr Brustbein, als würden Sie Ihr Herz heben.

Nehmen Sie wahr, wie Sie mit jedem Einatmen wachsen und aufwärts streben. Und wie Sie mit jedem Ausatmen im Boden und im Bleibenden verankert sind. Finden Sie Ihre Balance zwischen Kraft und Leichtigkeit. Stehen Sie und atmen Sie tief und gleichmäßig.

Natürlich kann es sein, dass Gedanken, Bilder oder Emotionen auftauchen. Sie müssen daran nichts ändern, lassen Sie, was auftaucht, einfach weiterziehen, wie Wetter über einen Berg zieht: mal dramatisch und dunkel, mal heiter und leicht. Solche Wetter verändern für einige Zeit die Oberfläche des Berges imposant, aber es ist nur die Oberfläche, in seinem

Wesen bleibt der Berg davon unberührt. Wenn Sie auftauchende Gedanken, Bilder, Emotionen wahrgenommen haben, kehren Sie mit Ihrer Aufmerksamkeit zurück zu Ihrer aufrechten Haltung und werden Sie sich bewusst, wie es ist, so aufrecht zu stehen.

Stehen Sie und atmen Sie tief und gleichmäßig weiter. ✖

Viele der Körperübungen dehnen und flexibilisieren die an der Atmung beteiligte Muskulatur. Der geführte Yoga-Atem weitet den Atemraum, so dass der Atem tief und ruhig werden kann. Auf diese Weise unterstützt das Führen des Atems den Ausgleich von Sympathikus und Parasympathikus. Atemübungen machen erfahrbar, dass wir Anspannung selbstwirksam regulieren können. Ziehen wir das Ausatmen sanft und ohne Druck in die Länge, betonen wir die parasympathische, also die spannungslösende Seite des Atemprozesses.

3:6-ATEM

Finden Sie in eine stabile sitzende Position, die Ihnen angenehm ist. Richten Sie Ihre Wirbelsäule auf, so dass Sie so aufrecht und so bequem sitzen wie möglich.

Atmen Sie ein: in den Bauch, den Brustkorb und die Lungenspitzen. Zählen sie dabei bis drei. Atmen Sie in der gleichen Reihenfolge aus, zählen Sie dabei ebenfalls bis drei. Wiederholen sie drei Atemzüge im vollen Yoga-Atem und beginnen Sie dann das Ausatmen schrittweise zu verlängern, bis Sie doppelt so lange ausatmen, wie Sie einatmen. Sie zählen dann einatmend bis drei und ausatmend bis sechs. Achten Sie darauf, dass Sie so gleichmäßig wie möglich atmen. Der Atem ist dann ein gleichmäßiger ungestrengter Fluss, bei jedem Zähler strömt gleich viel oder gleich wenig Luft ein oder aus. Beachten Sie auch die kleinen Wendepunkte. Wenn Sie Widerstand spüren, atmen Sie nicht gegen an, sondern stellen sie sich vor, der Widerstand würde vom Atemstrom sanft umspült. Wenn es Ihnen hilft, dann stellen Sie sich auch hier den Atem ganz bildhaft vor als eine einfache und kostbare Substanz wie klares Wasser oder reines Licht. Oder richten Sie Ihren Fokus auf den Rhythmus des Zählens. Prüfen Sie, was Ihnen angenehmer ist.

Bleiben Sie einige Minuten in diesem Atemrhythmus. Lösen Sie dann jede Atemkontrolle und beobachten Sie Ihr Erleben. Nehmen Sie dann Körperspannung auf und beenden Sie die Übung.

Für ängstliche oder unruhige Menschen entsteht zu Beginn dieser Übung manchmal das bedrängende Gefühl, beim verlängertem Ausatmen nicht genug Luft zu bekommen. Machen Sie sich bewusst, dass Sie in einem solchen Moment Ihr eigenes Stress-System bei der Arbeit beobachten können. Es suggeriert Ihnen, dass es bedrohlich wäre, das Ausatmen zu verlängern, weil Sie dann die erhöhte Spannung aufgeben. Sie wissen bereits: Das betonte Einatmen aktiviert den Sympathikus und versetzt den Organismus in erhöhte Handlungsbereitschaft. Das ist in diesem Moment nicht nötig. Sie müssen weder kämpfen noch fliehen. Und seien Sie beruhigt, der 3:6-Rhythmus ist ein guter Atemrhythmus für Ausdauersport wie Joggen oder Schwimmen, Sie bekommen also auf jeden Fall genug Luft. Wenn Ihnen das Verdoppeln des Ausatmens zu lang ist, dann bleiben Sie so lange in einem Rhythmus, der Ihnen angenehm ist (3:3, 3:4 oder 3:5), bis Sie ohne Anspannung einen Zähler weiter gehen können. ✖

Yogaübungen bieten ein Repertoire von Techniken, die depressives Erleben lindern können. Sie sind ein Handwerkszeug, das hilft, mit Stress-Symptomen umzugehen und sich so als selbstwirksam zu erfahren. In seinem Kern aber ist Yoga ein Weg, der die Haltung gegenüber dem eigenen Erleben verändert. Im Zusammenklang von Übung und der achtsamer Haltung liegt die heilende Wirkung des Yoga.

Das eigene Erleben beobachten, nicht bewerten

Die achtsame Haltung ermöglicht es uns, die eingeschriebenen Automatismen des Stressreaktionssystems zu verlassen. Wenn wir achtsam von Augenblick zu Augenblick unsere Empfindungen beobachten, können wir zunächst wahrnehmen, wie wir mit automatisierten Zukunftsbildern oder Lösungsstrategien auf unsere Emotionen antworten. Sind wir uns dieses Mechanismus bewusst, können wir die Aufmerksamkeit so gut es möglich ist, aus den Zukunftskonstruktionen immer wieder in diesen Augenblick zurückführen. In diesem Sinne gegenwärtig zu sein, ist der achtsame Weg, sich aus den unbewussten Reaktionsmustern zu lösen. Wir können dem eigenen Erleben gegenübertreten. Wir können Gedanken und Gefühle beschreiben, ihnen Namen geben oder sie einfach beobachten. Wir können unseren Blick auf unsere Emotionen richten, wie man den Lichtstrahl einer Taschenlampe im Dunkeln auf einen Gegenstand richtet, den man beobachten möchte. Ebenso können wir unser eigenes Erleben zum Objekt unserer Betrachtung machen. Wir lenken den Lichtstrahl unserer Aufmerksamkeit und sehen Traurigkeit, Angst oder Freude. Der Lichtstrahl der Betrachtung macht diese Empfindungen sichtbar. Aber das Betrachten selbst ist nicht traurig, ängstlich oder froh, so wie auch ein Lichtstrahl nicht die Eigenschaft dessen hat, was er sichtbar macht. In der Bhagavad Gita heißt es, wir seien »Seher« unseres eigenen Erlebens. In dieser Eigenschaft sind wir etwas anderes als unsere Gefühle und Gedanken. Wir schauen auf die depressiven Empfindungen, aber wir sind sie nicht, wir bezeugen sie. Wir werden nicht länger überflutet von bedrückenden Emotionen, sondern sind Beobachter von dunklen emotionalen Ereignissen, die durch unser Bewusstsein ziehen wie finstere Wolken über den Himmel. Deshalb »soll das den Namen Yoga tragen«, sagt der Wagenlenker zu seinem Schüler, »das Aufhören des Einsseins mit dem Schmerz«. (SIVANANDA 2003)

BEOBACHTERÜBUNG

Legen Sie sich in eine bequeme Position auf den Rücken. Wenn Sie sich eher unruhig fühlen, kommen Sie in eine aufrechte, aber bequeme Sitzposition. Sie können Ihre Augen offen oder geschlossen halten.

Nehmen Sie wach und aufmerksam den Boden unter Ihrem Körper wahr. Wann immer Sie bemerken, dass Ihre Gedanken abschweifen, holen Sie die Aufmerksamkeit freundlich zurück, zum stabilen und festen Boden unter Ihrem Körper. Nehmen Sie den Raum um sich herum wahr, die Lichtverhältnisse und die Temperatur. Nehmen Sie auch die Geräusche wahr, das Klanggebäude, das Sie umgibt.

Werden Sie sich dann bewusst, wie bewegt Ihre Aufmerksamkeit in diesem Moment ist: Wie leicht oder wie schwer ist es für Sie, gegenwärtig zu sein? Wie auch immer es ist, es ist nicht richtig und nicht falsch. Indem Sie wahrnehmen, wie es ist, beginnen Sie Ihr eigenes Erleben zum Objekt Ihrer Betrachtung zu machen.

Wenden Sie nun Ihren Blick den Körperempfindungen zu. Was nehmen Sie als Erstes wahr? Was dann? Beobachten Sie die Bewegung in Ihrem Körper, die Muskelspannung, das, was wir mit »Schmerz« beschreiben könnten oder mit »Wohlempfinden«. Vergegenwärtigen Sie sich, dass Sie Ihre Körperempfindungen »betrachten« können. Sie können den Blick hierhin und dorthin lenken, das heißt, Sie sind nicht identisch mit den auftauchenden Körperempfindungen, Sie sind auch etwas anderes: ein neutraler Zeuge oder ein wahrnehmendes Bewusstsein. Nehmen Sie sich einen Augenblick Zeit und beobachten Sie, wie Körperempfindungen auftauchen, sich verändern oder abklingen.

Schauen Sie nun einmal, welche Emotionen in Ihnen Ausdruck finden? So gut es Ihnen möglich ist, versuchen Sie, die Gefühle nicht zu beeinflussen, sondern beobachten Sie die Stimmungen, so wie man vielleicht die Oberfläche eines Sees beobachten könnte: Ist sie aufgewühlt oder glatt? Trübe oder klar? Hell oder dunkel? Solche Stimmungen sind weder richtig noch falsch, sie sind einfach da. Machen Sie sich bewusst, dass es Ihnen möglich ist, zu beobachten, wie emotionale Ereignisse sich in Ihrem Innenraum abspielen. Sie können diesen Gefühlen gegenübertreten und das heißt doch, dass Sie auch etwas anderes sind: eine Beobachterin oder ein wahrnehmendes Bewusstsein.

Nehmen Sie sich einen Augenblick Zeit und beobachten Sie, wie Emotionen auftauchen, sich verändern oder verklingen.

Beobachten Sie dann einmal die mentalen Ereignisse, die durch Sie hindurchziehen. Versuchen Sie so gut es geht, diesen Gedankenfluss nicht zu lenken, beobachten Sie einfach, wie das Denken sich vollzieht, so vielleicht, als würden Sie am Ufer eines Stromes stehen. Beobachten Sie, wie schnell der Strom fließt und wie stark oder seicht die Strömung ist. Gibt es viele Gedankenwellen oder wenige? Wenn Sie bemerken, dass Sie in eine Gedankenwelle eingetaucht und mitgeschwommen sind, kehren Sie einfach ans Ufer zurück. Sehen Sie einen Augenblick lang einfach dem Strömen der Gedankenwellen zu.

Werden Sie sich dann der Inhalte Ihrer Gedanken bewusst. Welche Themen tauchen auf? Machen Sie es doch einmal so: Wenn Sie einen Gedanken wahrnehmen, geben Sie ihm einen Namen, z. B. »Zukunfts-Gedanke«, »Arbeits-Gedanke«, »Sorge«, »Marie-Gedanke«, »Träumerei«.Geben Sie dem Gedanken einen Namen wie ein Etikett, und lassen Sie ihn dann einfach stehen. Wenn der Gedanke wiederkommt, geben Sie ihm erneut Ihr Etikett, wenn ein neuer Gedanke kommt, benennen Sie diesen. Es ist dabei nicht wichtig, dass jeder Gedanke etikettiert wird. Machen Sie sich nur einfach bewusst, dass Sie grundsätzlich in der Lage sind, auftauchende Gedanken zu benennen, das heißt doch, dass Sie auch etwas anderes sind als Ihr Denken. Sie sind Namensgeber oder wahrnehmendes Bewusstsein.

Nehmen Sie sich einen Augenblick Zeit und beobachten Sie, wie Gedanken auftauchen, sich verändern oder weiterziehen. Liegen Sie dann einfach und betrachten Sie diesen Menschen, der Sie sind, aus einiger Distanz. Machen Sie sich bewusst, dass Sie mehr sind als das, was Sie beobachten, sonst könnten Sie es nicht beobachten. Schauen Sie auf diesen Menschen, der Sie sind, wie man auf einen geliebten Menschen sieht: Man weiß um alles, was schwer für ihn ist und um alles, was leicht für ihn ist, aber es muss daraus kein Werturteil werden. Liegen oder sitzen Sie und schauen Sie aufmerksam auf das Geschehen in Ihnen. So wie man auf einer Sommerwiese liegt und in den Himmel schaut. Atmen Sie mit allen Gedanken, Bildern und Empfindungen, die wie Wolken auftauchen, sich verändern und weiterziehen.

Nehmen Sie dann den Boden unter Ihrem Körper wahr. Aktivieren Sie Ihren Körper langsam und beenden Sie die Übung. ✖

Yoga bietet uns Bilder an. In diesen Bildern sind wir der Himmel, über den die Wolken der Emotionen ziehen. Wir sind die ruhige Tiefe eines Sees, dessen Oberfläche mal aufgewühlt ist und mal ganz glatt. Als Beobachter können wir das Geschehen unberührt betrachten. Wir müssen unsere Gefühle ebenso wenig bewerten wie wir Wolken als falsch oder unangemessen bewerten. Wir können beobachten, dass in uns ein »Programm« abläuft, das zu unserer Ausstattung gehört und sinnvoll ist, wenn es um »Herausforderungen der Steppe« geht. Wir können beobachten, dass dieses »Programm« uns zurzeit Schmerzen bereitet. Wir müssen uns nicht zum Kampf wappnen, sondern können stattdessen mitfühlend auf diesen Schmerz sehen. Es muss nicht automatisch der Muskeltonus steigern und das Denken muss sich nicht ausschließlich auf einen Lösungsweg ausrichten.

Aus der distanzierten Position eines Beobachters können wir lernen zu unterscheiden zwischen einer bedrückten Stimmung und den Gedanken, die diese Stimmung auslöst. Wir können wahrnehmen, dass wir in diesem Moment Unruhe oder Kraftlosigkeit fühlen, und dass unser Denken diese Empfindungen automatisch mit Lösungsszenarien beantwortet. Es sind Gedankenkonstruktionen, in denen wir vielleicht fürchten, unserer Familie mit unserer Kraftlosigkeit zur Last zu fallen, so dass die anderen sich abwenden und wir einsam zurückbleiben. Solche Vorstellungen sind jedoch nicht realistisch. Wir erschrecken vor den Bildern, die wir selbst in einer depressiven Stimmung erschaffen haben und glauben, wir müssten hart kämpfen, dass sie nicht wahr werden.

Wenn wir unser Leiden hingegen als ein gegenwärtiges Gefühl betrachten, ein emotionales Ereignis in unserem Selbstsystem, müssen wir gegen dieses depressive Gefühl nicht ankämpfen. Wir können es uns leisten, mitfühlend auf diesen leidenden Menschen zu schauen, der wir selbst sind. Statt härter zu kämpfen, können wir sorgsamer mit uns umgehen. Wir könnten eine Atemübung machen, die unsere Spannung etwas löst, eine Übung, die uns beruhigt oder uns in der Leere etwas Stabilität spüren lässt.

»Karuna« lautet im Yoga das Wort für Mitgefühl. Mitgefühl ist die Grundlage für das yogische Gebot der Gewaltfreiheit und es beginnt bei uns selbst, darin liegt auch die Möglichkeit, in der Welt etwas zu verändern.

Viele Menschen glauben, dass sie kein Yoga praktizieren können, weil sie bestimmte Voraussetzungen nicht erfüllen. Sie glauben, sie wären zu unsportlich oder zu dick, sie vermuten, man müsse erst aufhören zu rauchen oder doch wenigstens im Schneidersitz sitzen können. Die einfache Antwort auf diese Bedenken ist, dass Yoga keine Voraussetzungen hat. Gelenkigkeit ist eher ein Nebenprodukt der Yogapraxis, sie ist weder das Ziel, noch eine Vorbedingung. Mehr körperliches Wohlbefinden, weniger selbstschädigende Verhaltensweisen und mehr Gelassenheit sind Wirkungen des Yoga, nicht Voraussetzungen. Um Yoga zu praktizieren, bedarf es keiner Religion oder Moral. Um hilfreich zu sein, verlangt Yoga nur, dass wir es ernst meinen. Man kann alt oder jung sein, um mit Yoga zu beginnen, krank oder gesund, man kann im Rollstuhl sitzen oder Marathon laufen. Es gibt keine Voraussetzung, um Yoga zu praktizieren, es gibt nur eine Forderung: Man muss es tun.

Wie man mit Yoga beginnt, hängt von den eigenen Bedingungen und Interessen ab. Für einige Menschen sind anstrengende Körperübungen der beste Einstieg, für andere eher ruhige einfache Bewegungen. Es gibt Menschen, die starke Dehnungen lieben und solche, die einen sanften Bewegungsfluss und die Entspannung bevorzugen. Manche Menschen finden einen Einstieg über Atemübungen oder philosophische Auseinandersetzungen, andere über die Meditation. Um herauszufinden, welcher Weg passend ist, muss man ausprobieren und sorgfältig auf die eigene Resonanz hören. Nach drei oder vier »Probestunden« auf der eigenen Matte und wenn möglich in einer Yogaschule, sollte sich ein Gefühl von Stimmigkeit einstellen. Es sollte spürbar sein, dass die Übungen gut tun. Auch wenn Yoga Entschlossenheit verlangt, sollte es niemals um Zwang gehen. Es ist weder nötig noch macht es Sinn, gegen die eigene Resonanz anzugehen. Selbstverständlich gibt es auch Menschen, die mit Yoga nichts anfangen können.

Die meisten Menschen meinen Hatha-Yoga, wenn sie von Yoga sprechen. Hatha-Yoga ist das Yoga, bei dem Körperübungen praktiziert werden, um zu einem Gleichgewicht von Körper und Geist, Aktivität und Ruhe, Kraft und Leichtigkeit zu finden. Auch dieses Buch ist ein Hatha-Yoga Buch. Unterschiedliche Lehrer haben verschiedene Richtungen des Hatha-Yoga differenziert, um ihre Schüler auf dem Weg zu diesem Gleichgewicht zu unterstützen.

So entstanden verschiedene Yoga-Schulen. Im Sivananda-Yoga wird eine feste Übungsreihenfolge praktiziert, Philosophie und Moral des Yoga spielen eine sehr wichtige Rolle. Ashtanga-Yoga ist eine sehr dynamische und kraftvolle Form des Hatha-Yoga, hier werden die Körperpositionen in einem regelmäßigen Atemrhythmus zu festen Bewegungsabfolgen – den Serien – verbunden. Iyengar-Yoga zeichnet sich durch eine starke Gewichtung auf die korrekte Ausrichtung und das Halten der Positionen aus. Das Kundalini-Yoga ist ohne spirituellen Hintergrund schwer denkbar. Es geht von der Vorstellung einer im Menschen ruhenden Kundalini-Energie aus, die durch die Übungspraxis des Kundalini-Yoga geweckt werden soll. Darüber hinaus gibt es Vinyasa-Yoga, Yoga der Energien, Integral-Yoga, Power-Yoga, Flow-Yoga und viele andere Schulen mehr. So können Menschen mit verschiedenen Bedürfnissen einen Zugang zum Yoga finden.

Regelmäßig üben

»Ein Gramm Praxis wiegt mehr als eine Tonne Theorie«, schrieb der Yoga-Meister Swami Sivananda. Um etwas zu bewegen, um etwas zu verändern, bedarf es der Praxis. Unendlich viele Wiederholungen haben unsere Gewohnheiten, Denkmuster und Reaktionsweisen geformt. Im Yoga nennt man solche Muster »Samskaras«. Es sind die Muster, die unseren Blick auf die Welt ausmachen und die unseren Reaktionen zugrunde liegen. Wir sind uns ihrer so wenig bewusst, dass wir sie manchmal wie Schicksal empfinden.

Seit man die Neuroplastizität kennt, spricht die Hirnforschung von neuronalen Verschaltungen. Es sind die Verbindungen, die Neuronen miteinander schließen, wenn sie häufig gleichzeitig aktiviert werden. »Cells that fire together wire together«, so beschrieb der kanadische Psychologe Donald Hebb (1949) die neurologische Grundlage für assoziatives Lernen. Neuronale Verbindungen, die immer wieder aktiviert werden, schreiben sich ein. Es entstehen Datenautobahnen. Wer früh beginnt, Geige zu spielen, dessen neuronale Repräsentanzen für die Finger der linken Hand sind deutlich ausgeprägter als die von Nichtgeigern. Wer immerzu im Stress ist, dessen Alarmbereitschaft ist ständig erhöht. Wer wieder und wieder die Erfahrung macht, durstig zu bleiben, der wird auch das nächste Glas als halb leer betrachten. Was wir häufig denken, denken wir immer leichter. Unsere Erfahrungen formen unser Gehirn und das Gehirn gestaltet unsere Erfahrungen. Wunderbarerweise bleiben wir so in der Lage, uns auf Neues einzustellen. Wir haben die Fähigkeit, zu lernen und uns zu verändern. Aber wir müssen es tun.

Jeder neue Gedanke oder jede bewusst andere Reaktionsweise hinterlässt kleine Spuren in unserem Gehirn. So ist es auch mit der Yogapraxis. Das erste Ausprobieren mag wie ein suchender Schritt in einer ungemähten Wiese sein. Wenn wir die Spur einige Wochen später wieder suchen, ist sie zugewachsen. Aber wenn wir ihr am nächsten Tag folgen und am übernächsten noch einmal, entsteht ein kleiner Pfad, aus dem ein Weg werden kann. Damit Yoga wirksam werden kann, bedarf es der Wiederholung.

Es ist wichtig zu verstehen, wie Yoga wirken kann, weil das Verständnis helfen kann, zum Üben zu motivieren. Aber verstanden zu haben, reicht nicht aus. Körper und Atemübungen sind ein Handwerkszeug, das spontan helfen kann. Verspannte Schultern können durch einige Dehnungen gelöst werden, aber die Bereitschaft, die Schultern hoch zu ziehen, bleibt bestehen. Es ist ein Verhaltensmuster. Wenn eine andere Reaktionsweise möglich werden soll, muss sich etwas an der Haltung gegenüber Belastungen ändern.

Yoga stellt uns die Körperübungen zur Verfügung, um immer wieder zu üben, eine Herausforderung anzunehmen, aber nicht automatisch darauf zu reagieren. Jede achtsam ausgeführte Position ist eine Wiederholung der Erfahrung, die eigene Belastungsgrenze wahrnehmen und sich herausfordern zu können, ohne sich zu überfordern. In jeder Meditation lenken wir unzählige Male die Aufmerksamkeit aus der Zukunft oder der Vergangenheit in diesen Augenblick zurück. Langsam entsteht so die Gewissheit, selbst etwas bewirken zu können und auch in schwierigen Situationen handlungsfähig zu sein.

Solche Veränderungsprozesse sind eine Art Gartenarbeit. Man pflanzt nicht eine reife Frucht, man setzt einen Samen und sorgt dafür, dass er wachsen kann. Die regelmäßige Praxis ist es, die verändert.

So wichtig regelmäßiges Üben ist, so wenig sollte die Regelmäßigkeit ein Dogma sein. Wer sich schon mit einem Übermaß an Anforderungen konfrontiert sieht, will nicht noch weitere Ansprüche in seinen Alltag zulassen. Wer ständig hohe Erwartungen an sich selbst formuliert, wird schon bei kleinen Unregelmäßigkeiten das Gefühl haben, dem Anspruch nicht gewachsen zu sein. Solche Enttäuschung führt viel schneller zum Aufgeben, als wenn wir uns zubilligen, dass Schwankungen normal sind.

Schon vor 2000 Jahren, als Patanjali in der Yoga-Sutra die erste schriftliche Anleitung für Yoga-Übende verfasste, war es für die Menschen eine Herausforderung, so viel von sich zu fordern, wie nötig ist, um zu wachsen, aber nicht so viel zu erwarten, dass der hohe Anspruch zum Scheitern führen muss. Patanjali empfiehlt beharrlich zu üben, aber wenn man das Üben unterbricht, sollen daraus keine Schuldgefühle entstehen. Bei der nächsten Gelegenheit soll man die Praxis einfach wieder aufnehmen. Patanjali lehrt auch, dass es nicht nötig ist zu ergründen, warum und weshalb man aufgehört hat. Stattdessen soll man einfach mit dem Üben wieder beginnen als wäre nichts gewesen.

An positive Erfahrungen anknüpfen

Häufig versuchen wir Eigenschaften oder Gewohnheiten mit großer Willensanstrengung zu unterdrücken. Wir wollen weg von unserer Trägheit, weg von unseren Schmerzen oder unserer Anspannung, weg von zu vielen Kilos, zu viel Stress und zu vielen Zigaretten. Lange gewohntes Verhalten zu unterdrücken, ist ein wirklicher innerer Kampf und bringt eine große Anspannung mit sich. Ein Kampf jedoch ist eine ähnlich enge Verbindung wie eine Umarmung. Wir bleiben ausgerichtet auf das, was wir überwinden wollen. Das Unbehagen fest im Visier, brechen wir auf, um es für immer hinter uns zu lassen. Nach den ersten Schritten überprüfen wir, wie weit wir gekommen sind und stellen fest, dass der Abstand, den wir gewonnen haben, kaum zu sehen ist. Der Vergleich mit dem Ziel ist enttäuschend. Die Diskrepanz zum Ideal ist so ernüchternd groß, dass die Anstrengung gar keinen Sinn zu haben scheint.

In vielen Yoga-Schriften werden die Lernenden ermutigt, den Blick auf das Ideal auszurichten und im Vertrauen darauf zu üben, dass jede Übung schon ein Teil des Ideals beinhaltet. Momente, die unzufrieden machen, zeigen auf, wo wir nicht im Einklang mit unseren Voraussetzungen üben. Solche Erfahrungen sind nötige Grundlage für eine Praxis, die eine passende Entwicklung ermöglicht. Yoga verbindet mit der Möglichkeit, über uns hinaus zu wachsen, auch oder weil unser Ideal immer einen Schritt voraus ist. Psychologen beschreiben es so, dass Annäherungsziele sehr viel ermutigender sind und mehr positive Emotionen wecken als Vermeidungsziele (Grawe 2004). Stellt man sich vor einem Wettkampf den Angstgegner und die Niederlage vor, die man verhindern möchte, steigt die Anspannung einer Bedrohungssituation auf.

Spitzensportler erarbeiten sich deshalb ein Bild davon, wie gut und kraftvoll sie sich beim nächsten Rennen fühlen werden und wie zufrieden es macht, sich mit Leib und Seele einzusetzen. Die Aussicht auf eine Medaille ist dabei nicht das Wesentliche, nicht so wichtig wie der Lauf selbst.

Vielleicht haben Sie schon die eine oder andere Yogaposition ausprobiert und haben eine Vorstellung von dem angenehmen Gefühl, die ein paar Kräftigung- und Dehnungsübungen im Körper auslösen. Vielleicht haben Sie schon erfahren, wie verbunden Körper und Seele sich danach anfühlen und wie sehr eine gleichmäßige Atmung den Geist beruhigen kann. So viel ruhige Wachheit und Gelassenheit spüren wir sonst selten. Vielleicht kennen Sie Ähnliches nach dem Joggen, einer Wanderung oder einem Kurs in Ihrem Fitnesscenter. Erinnern Sie sich an Ihre Zufriedenheit mit sich selbst nach einer körperlichen Anstrengung? Für eine Weile muss nichts anders sein, es ist ein bisschen, als wäre man bei sich selbst angekommen. Rufen Sie eine solche Erfahrung in sich wach. Erinnern sie sich genau, wie sich der Körper angefühlt hat, wie Muskulatur, Haut, Organe reagiert haben. Erinnern Sie sich auch, wie Sie die Ruhe im Geist erlebt haben. Wie war Ihr Denken? Welche positiven Gefühle haben Sie gespürt und wo genau haben Sie diese Emotionen wahrgenommen?

Machen Sie sich eine möglichst lebendige Vorstellung von diesem Zustand und prägen Sie sich dieses Bild gut ein. Wann immer Sie überlegen zu üben, rufen Sie diese Vorstellung in sich wach. Auch bevor Sie dann mit dem Üben beginnen, sollten Sie dieses angenehme Gefühl einen Moment lang so lebendig wie möglich werden lassen. Mit einem solchen Bild vor dem inneren Auge, bewegen wir uns in der Yogapraxis auf etwas Positives zu, statt von etwas Negativem weg zu wollen. Das Üben selbst ist bereits das, worum es geht.

Die positiven Gefühle, die entstehen, wenn wir uns auf ein Ideal ausrichten, geben die Kraft, die nötig ist, um dabeizubleiben. Dabeibleiben müssen wir, sonst wächst der Weg wieder zu, den wir angelegt haben.

Ort und Zeit finden

Um die Anstrengung einer Regelmäßigkeit zu bewältigen, ist die Kraft nötig, die wächst, wenn etwas gelingt. In jeder Übungspraxis ist es zunächst das Etappenziel, diese Kraft aufzubauen. Umfang und Aufbau der Praxis sollten in dieser Zeit darauf ausgerichtet sein, dass die angenehme Erfahrung möglich wird, bei einem Vorsatz bleiben zu können und etwas für sich selbst zu tun.

Für die meisten Menschen ist es vollkommen illusorisch, mit einer Stunde Üben zu beginnen. Kaum ein Alltag lässt das zu. Eine halbe Stunde oder zwanzig Minuten regelmäßige Praxis könnten ein realistisches Fernziel sein. Aber auch hierfür ist in der Regel Aufbauarbeit nötig. Wenn Sie einmal davon absehen, was Sie denken, wie viel sie üben sollten: Wie viel Zeit können Sie wirklich regelmäßig aufbringen? Zehn Minuten oder zwölf? Stellen Sie sich unbedingt eine Uhr, wenn Sie mit dem Üben beginnen, die meisten Handys haben eine Stoppuhr. Üben Sie nicht länger, als es Ihr Plan vorsieht. Beginnen Sie lieber mit einer kurzen Zeitspanne und üben Sie dafür so häufig wie möglich, am besten täglich oder jeden Arbeitstag der Woche oder jeden zweiten Tag. Wichtig ist, dass Sie nicht jedes Mal neu entscheiden, ob Sie heute üben, sondern dass Sie einen Plan machen, den Sie einzuhalten versuchen. Wenn Sie es einen Tag nicht schaffen zu üben, steigen Sie einfach zum nächsten geplanten Termin wieder ein, Sie müssen nichts nachholen.

Für die meisten Menschen ist es am realistischsten, am Morgen oder am Abend ihre Übungen zu machen. Zu diesen Zeiten gibt es sowieso feste Rituale wie Duschen oder Zähneputzen. Hängen Sie ihre Übungspraxis einfach an diese selbstverständlichen Tätigkeiten an. Üben Sie z. B. immer nach dem Duschen.

Die Übungszeiten sollten zunächst keine großen Veränderungen im Tagesablauf erfordern. Es ist für die meisten Menschen nicht realistisch, täglich eine Stunde früher aufzustehen oder das Abendessen für die Familie um eine halbe Stunde nach hinten zu verschieben und dann auch dabei zu bleiben. Aber den Wecker ein paar Minuten früher zu stellen oder ein paar Minuten später zu Abend zu essen, hat sehr viel mehr Aussicht auf Erfolg. Wenn sich dann nach einiger Zeit herausstellt, dass das Üben sich lohnt, spricht nichts dagegen auszuprobieren, etwas mehr Zeit dafür einzuplanen.

Probieren und korrigieren

Sie haben gelesen, dass Yoga bedeutet, mit sich selbst vertraut zu werden und sich aus alten Mustern zu lösen. Nehmen Sie sich nun einen Augenblick Zeit, um zu überlegen, was das für Sie bedeutet.

Sicherlich haben auch Sie schon einmal die Erfahrung gemacht, an einem guten Vorsatz zu scheitern. Erinnern Sie sich einmal, was es gewesen ist, dass es unmöglich gemacht hat, den Plan umzusetzen. War das Ziel zu hoch gesteckt? Gab es unrealistische Vorbedingungen? Haben die alten Gewohnheiten Sicherheit geboten, die Sie eigentlich nicht aufgeben mochten?

Wenn Sie sich jetzt für einige Zeit eine regelmäßige Übungspraxis vornehmen, welche Hindernisse könnten auftauchen? Was könnte Ihnen helfen, diese Hindernisse zu überwinden?

Vereinbaren Sie mit sich selbst eine Probezeit. So wie es sinnvoll ist, mit kleinen Übungseinheiten zu beginnen, ist es wichtig, sich nicht gleich ein Versprechen für immer und ewig abzuverlangen. Eine Probezeit von ein oder zwei Wochen ist viel weniger schwer zu stemmen als ein Vorsatz fürs Leben. Eine solche Probezeit eröffnet die Möglichkeit, am Ende des Abschnittes eine Bilanz zu ziehen und eine neue Entscheidung zu treffen. So entsteht eine Balance zwischen Verpflichtung und Entscheidungsfreiheit. Es muss nicht jeden Tag überlegt werden, ob das Ganze Sinn hat.

Verzichten Sie während Ihrer Probezeit darauf zu prüfen, ob die Übungen wirksam sind und ob der Übungsplan nicht besser anders aussehen sollte. Merken Sie sich Ihre Zweifel, aber bleiben Sie einfach bei Ihrem Plan. Überprüfen Sie dann am Ende der verabredeten Zeit, was dienlich war und was hinderlich. Lassen das Ergebnis Ihrer Bilanz in Ihren neuen Plan eingehen. Erarbeiten sie sich auf diese Weise einen Übungsplan, der für Ihr Leben praktikabel ist und der zu Ihren Bedingungen passt.

Um überprüfen zu können, ob der Yogaweg für Sie hilfreich ist, sind mehrere kleine Etappen notwendig. Geben Sie sich Zeit. Mindestens acht Wochen sind nötig, um die Wirksamkeit von Yoga spüren zu können.

Eine passende Anstrengung finden

Die ausgewählten Übungen sollten zunächst solche sein, die angenehm sind, denn überhaupt zu üben, ist Herausforderung genug. Wenn die regelmäße Praxis keine Überwindung mehr kostet, kann die Herausforderung in die Übungen verlagert werden. Sie können dann die Positionen etwas länger halten und auch solche Übungen wählen, die Sie als anstrengend empfinden. Welche Übungen angenehm sind und welche anstrengend ist abhängig vom Körperbau, der persönlichen Konstitution und Beweglichkeit. »Üben bedeutet, dass wir eine passende Anstrengung auf uns nehmen«, formuliert Patanjali im Yoga-Sutra. Was passend bedeutet, ist zu Beginn oft schwer zu erkennen. Der beste Helfer ist ein Lehrer. Beginnt man ohne Lehrer mit Yoga, sind Atmung und Schmerz ein wichtiger Maßstab. Bei allen Übungen muss der Atem frei fließen können. Wird der Atem gepresst, ist die Anstrengung zu groß.

Zu Anfang können unterschiedliche Schmerzen auftauchen, weil unbewegliche Körperregionen mobilisiert oder Sehnen und Bänder gedehnt werden. Für Anfänger ist es schwer zu unterscheiden, was schädigt und was unbedenklich ist. Es ist deshalb wichtig, die Schmerzgrenze beim Üben nicht zu überschreiten. Tauchen nach dem Üben Schmerzen auf, sollten diese am zweiten Tag nicht schlimmer sein als am ersten. Davon ausgenommen ist der Muskelkater, der am Folgetag auch in Körperregionen auftauchen kann, in denen wir kaum Muskeln vermuten. Halten die Schmerzen an, überprüfen Sie, ob Sie die Anleitung sorgfältig umgesetzt haben. Weichen Sie auf eine andere Übung aus, wenn die Schmerzen bleiben, und fragen Sie bei Gelegenheit Ihren Arzt, eine Physiotherapeutin oder Ihren Yogalehrer, was Schmerzursache oder Fehler sein könnte. Mit der Zeit fällt es leichter, passende Anstrengungen von unpassenden zu unterscheiden. »Viveca« heißt im Yoga die Unterscheidungsfähigkeit. Es ist die achtsame Haltung, die im Laufe der Zeit die Wahrnehmung von inneren und äußeren Prozessen differenzierter werden lässt. Je größer unsere Übungspraxis ist, desto leichter fällt es uns, Dringendes von Wichtigem zu unterscheiden, Wesentliches von Unwesentlichem. Führen wir die Körperübungen achtsam aus, lernen wir einen Dehnungsschmerz von einem Signalschmerz zu unterscheiden, der entsteht, wenn Gelenke überlastet werden.

Unermüdlich werden Yogaschüler von ihren Lehrern aufgefordert zu prüfen, ob sie einem Bild nachstreben oder an den eigenen Möglichkeiten arbeiten: Das Rad mag eine wohltuende Position sein, aber wer unbedingt das Rad beherrschen will, verwechselt die kontinuierliche Arbeit an sich selbst mit einem von außen gesetzten Standard, der den Ehrgeiz weckt. Yoga ist eine Schule der Selbstwahrnehmung. Die Praxis lehrt, sich herauszufordern, ohne sich zu überfordern, die Balance zwischen Kraft und Leichtigkeit zu finden. Je mehr sich der Blick für die feinen Unterschiede schärft, umso weniger finden automatische Reaktionen unter der Oberfläche des Bewusstseins statt. Wir beginnen zu spüren, was wohl tut und was schadet.

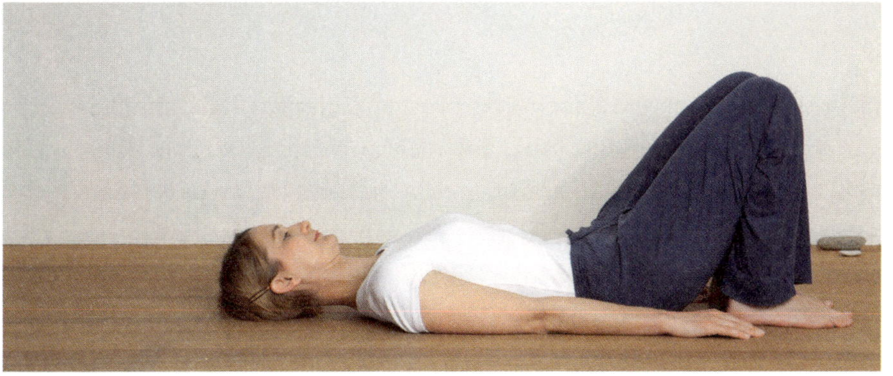

Beckenkippe

BECKENKIPPE

Legen Sie sich auf den Rücken, die Füße hüftweit auseinander. Ziehen Sie die Füße heran, so dass sie senkrecht unter den Knien stehen. Legen Sie die Hände neben dem Becken ab, die Handflächen auf dem Boden. Aktivieren Sie nun den Beckenboden. Kippen Sie das Becken nach vorne und pressen Sie die Lendenwirbelsäule fest gegen den Boden, so dass die kleine Wölbung der Wirbelsäule verschwindet. Halten Sie diese Spannung. Ziehen Sie nun auch das Kinn leicht an den Kehlkopf heran, und pressen Sie auch die Nackenwirbelsäule in den Boden. Halten Sie wieder die Spannung. Versuchen Sie nun, die ganze Wirbelsäule gegen den Boden zu pressen. Haben Sie bemerkt, dass Sie auch Ihre Schultern anspannen? Das ist für diese Bewegung gar nicht nötig. Es ist ein automatisches Reaktionsmuster. Lösen Sie Ihre Schultern. Spüren Sie, dass es schwer, aber wohltuend ist, die Schultern zu entspannen? Beobachten Sie, wie Anspannung und Entspannung gleichzeitig in Ihrem Körper vorhanden sind. Erinnern Sie sich: Die Ausgewogenheit von Kraft und Leichtigkeit ist das Prinzip jeder Yogaübung. Finden Sie Ihre Balance. Nehmen Sie Ihre Atmung wahr: Fließt der Atem gleichmäßig weiter? Oder hat ein automatisches Reaktionsmuster dazu geführt, dass Sie den Atem anhalten? Atmen Sie tief und in ruhigem Fluss. Wenn Ihr Atem gepresst wird, nehmen Sie Druck von der Wirbelsäule. Beobachten Sie, wie Sie Kraft aufwenden können, ohne dass sich die Anspannung im ganzen Körper ausbreiten muss. Lösen Sie die Position und beobachten Sie Ihr Empfinden nach der Übung. ✖

Um eine Yogapraxis aufzubauen, die weder als zu anstrengend noch als zu leicht empfunden wird, sind nicht nur Beweglichkeit oder körperliche Fitness wichtige Indikatoren. Es gibt Menschen, deren Sehnen und Gelenke viel Beweglichkeit zulassen, aber sie bewegen sich nicht gern. Andere Menschen sind nicht sehr flexibel und haben keine ausgeprägte Muskulatur, aber sie spüren einen großen Bewegungsdrang. Die meisten von uns kennen Tage, an denen man kaum aus dem Sessel kommen mag und andere, an denen man nicht still sitzen kann. Solche Zustände, in denen wir uns eher energielos oder energiegeladen fühlen, spielen im Menschenbild des Yoga eine wichtige Rolle.

Die Yogalehre geht von drei »archetypischen« Grundzuständen aus, die unser Befinden ausmachen. Zu diesen sogenannten »Gunas« gehören:

- der Zustand der Ausgewogenheit, der Balance und des Gleichgewichts (»Sattva«);
- der Zustand der Energie, des Engagements, des Drängens und der Geschwindigkeit (»Rajas«);
- der Zustand der Abwesenheit, des Lassens, der Trägheit, der Leere, der Starre und des Gewichtes (»Tamas«).

Belastungen unterschiedlicher Art können uns in den Zustand eines Ungleichgewichts dieser Kräfte bringen. Eine solche Disbalance ist mit Leid oder sogar Krankheit verbunden. Eine Überforderung kann hektisch machen, fahrig oder agitiert. Die Gedanken jagen und alles drängt nach Bewegung. Die Unruhe mündet in noch mehr Engagement. In der Yoga-Vorstellung herrscht in einem solchen Zustand Rajas vor. Wir spüren dieses Zuviel an Energie in der unruhigen Angst oder der angespannten Wut. Starke Emotionen, innerer Aufruhr quälen. Ein Mensch, der in Richtung Rajas aus der Balance geraten ist, muss weg, weil er das Bleiben nicht aushalten kann und sich einfach bewegen muss.

Belastungen können auch in einer anderen Richtung aus der Balance bringen: Erschöpfung macht dann matt und antriebslos. Interessen erlahmen oder scheinen die Mühe nicht mehr zu lohnen. Alles wird anstrengend. Wenn Tamas vorherrscht, breiten sich Hoffnungslosigkeit und Lethargie aus. Leere tritt an die Stelle von Emotionen. Nichts scheint einer Bewegung mehr wert, schon das Aufstehen wird zur großen Anstrengung.

Niemals sind wir vollkommen von Rajas bestimmt oder ganz und gar von Tamas. Immer ist das eine im anderen vorhanden. Im Leiden an der Erschöpfungskrise oder der Depression wird die Disbalance quälend spürbar. Sind die Zustände jedoch ausgeglichen, ermöglicht Sattva, die Ausgewogenheit, auch mit Belastungen so umzugehen, dass sie nicht aus der Balance bringen.

Jede Yogapraxis zielt auf ein Gleichgewicht der Kräfte. In Zeiten relativen Wohlbefindens ist eine ausgewogene Yogapraxis mit herausfordernden und entspannenden Übungen angemessen. In Lebenssituationen, in denen das Befinden von einem starken Ungleichgewicht geprägt ist, empfiehlt es sich, die Yogapraxis zunächst vor allem auf den Ausgleich auszurichten. Dort wo Trägheit vorherrscht, wird Engagement und Bewegung gezielt gefördert und dort wo Unruhe den Alltag bestimmt, wird Ruhe und Stabilität integriert. Es macht jedoch keinen Sinn erzwingen zu wollen, was gerade schwer zugänglich ist. Niemandem, der sehr unruhig ist, ist dadurch geholfen, dass er sich zur Ruhe zwingt. Eher wird ein ängstlich angespannter Mensch es als quälend erleben, sich still hinzulegen. Einen Menschen, der sich leer und antriebslos fühlt, wird die Forderung nach Bewegung nur abschrecken. Eine passende Yogapraxis sollte dort beginnen, wo wir sind und achtsam in den Ausgleich führen. Sie werden spüren, ob Sie sich eher unruhig und angespannt oder eher leer und antriebslos fühlen. Manchmal vermischen sich auch Unruhe, Anspannung und Leere. Prüfen Sie dann doch einmal, ob es Ihnen angenehmer ist, die Muskeln anzuspannen und sich zu bewegen oder ob Sie es als angenehmer empfinden, die Muskelspannung zu lösen und zur Ruhe zu kommen.

Gehen Sie einige zügige Schritte durch den Raum, stellen Sie sich dann aufrecht hin, drücken Sie die Arme an den Körper und ballen Sie die Fäuste. Legen Sie sich anschließend einmal auf den Boden und strecken Sie alle Viere von sich. Öffnen Sie die Hände nach oben und lassen Sie die Zehen nach außen sinken. Wenn Sie merken, dass Ihnen die Bewegung leichter fällt als das Stillliegen, wählen Sie eine der Übungsfolgen bei Unruhe, Angst und Anspannung. Wenn Sie das Stillliegen als angenehmer empfinden als die Bewegung, wählen Sie eine der Übungsfolgen bei Leere und Antriebslosigkeit.

Wählen Sie entsprechend Ihrer Zeit und Befindlichkeit Übungen aus und lassen Sie andere weg. Wenn Sie sich eine regelmäßige Praxis erarbeitet haben, ergänzen Sie Ihre Übungsabfolge. Bleiben Sie aber in der vorgeschlagenen Reihenfolge.

Um Verletzungen zu vermeiden, sollten Sie auf jeden Fall mit einigen Mobilisierungs- oder Aufwärmübungen beginnen.

Für einen angespannten und angetriebenen Menschen sollten die Übungen mit so viel Bewegung verbunden sein, dass die quälende Unruhe in ihrer Dynamik aufgefangen wird und gleichzeitig die Muskelspannung als Kraft erlebt werden kann. Das kann bedeuten, dass Sie sofort nach den Aufwärmübungen mit den Yogapositionen beginnen und die vorgeschlagenen Atemübungen zunächst auslassen. Wenn Ihnen der Ujjayi-Atem (→ Seite 98) vertraut ist, können Sie alle Körperübungen im Ujjayi-Atem praktizieren.

Lassen Sie die Körperpositionen so aufeinander folgen, dass sie vom Stehen zum Sitzen und dann zum Liegen kommen. Die Übungsfolge führt Sie von der Möglichkeit, sich der Kontrolle zu vergewissern, und die eigene Stabilität wahrzunehmen, langsam zum Loslassen.

Beispiel für eine 10 Minuten Übungspraxis

Mobilisierung: **Venenpumpe** 10 × (→ Seite 112)

Aufwärmen: 4 × **kleiner Sonnengruß** (→ Seite 117)

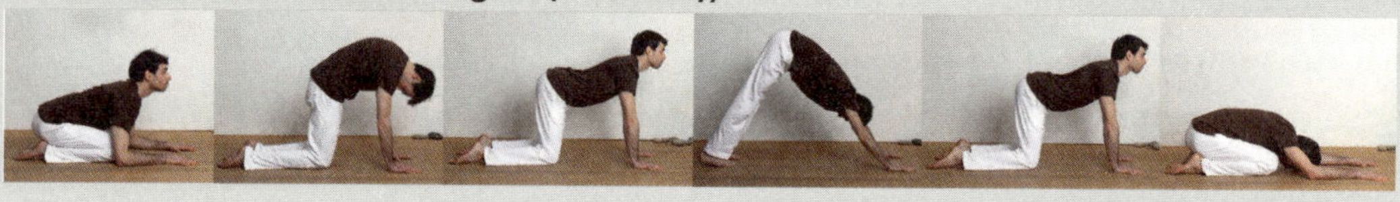

Yogapositionen: **Held 2** (→ Seite 130), jede Seite 5 Atemzüge; **Stock** (→ Seite 145), 5 Atemzüge;

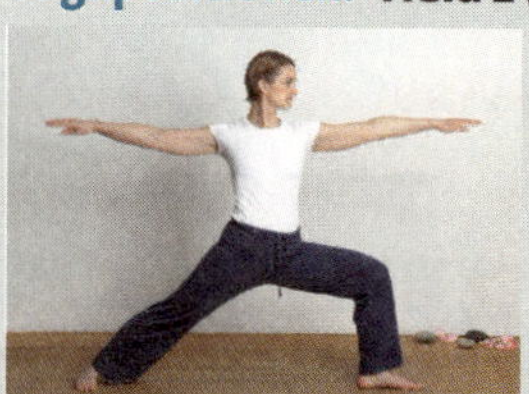

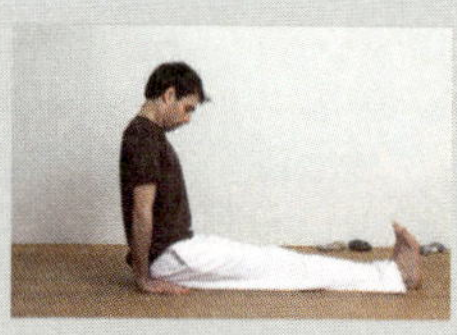

3 × **bewegte Schulterbrücke** (→ Seite 118)

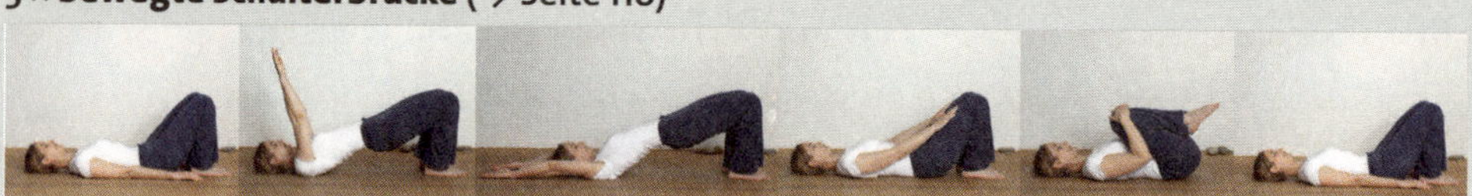

Mentale Übung: 5 Minuten **Sitzmeditation** (→ Seite 179)

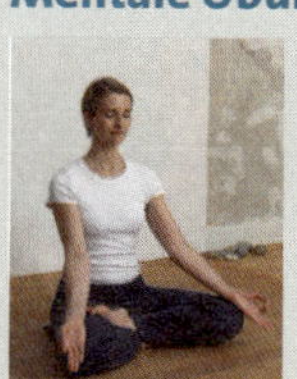

Atemübung Beginnen Sie mit einer der folgenden Atemübungen, die Ihnen hilft, Ihre Aufmerksamkeit zu fokussieren und Ihre Spannung abzubauen, z. B. mit dem 3 : 6-Atem (→ Seite 97) oder dem Ujjayi-Atem (→ Seite 98). Wenn diese zu beunruhigend für Sie sind, beginnen Sie gleich mit den Körperübungen.

Mobilisieren Kommen Sie in Tadasana (→ Seite 101), wiederholen Sie einige Male die Venenpumpe (→ Seite 112), lassen Sie einige Schulterkreise (→ Seite 107) oder die Schulterübung (→ Seite 108) folgen.

Aufwärmen Wählen Sie einen Sonnengruß (→ Seite 117, 120 oder 124) und achten Sie besonders auf den Zusammenklang von Atmung und Bewegung.

Yogapositionen Beginnen Sie mit Positionen im Stehen, um den festen Boden unter Ihren Füßen zu spüren. Wenn es Ihre Zeit erlaubt, wählen Sie mehrere Standpositionen, z. B. Held 1 (→ Seite 128), Held 2 (→ Seite 130) oder die gestreckte Flankendehnung (→ Seite 137).

Eine kraftvolle sitzende Position wie der Stock (→ Seite 145) oder das Boot (→ Seite 156) kann die Spannung aufnehmen und überleiten in eine etwas gelöstere vorwärts gebeugte Position wie die sitzende Vorwärtsbeuge (→ Seite 146) oder den Winkel (→ Seite 150).

Auf dem Bauch liegend aufzuführende Rückwärtsbeugen weiten den Atemraum, dehnen die verspannte Brustmuskulatur und lösen die Schultern, die wir in der Anspannung gern nach vorn und oben ziehen. Gleichzeitig ist die stabilisierende Kraft der Rückenmuskulatur zu spüren. Kommen Sie z. B. in die Kobra (→ Seite 158), die Heuschrecke (→ Seite 160) oder den Bogen (→ Seite 162).

In der Rückenlage ist das Loslassen gut zu spüren, z. B. bei Beinübungen (→ Seite 110) oder der Schulterbrücke (→ Seite 164). Wenn Sie sich sehr unruhig fühlen, wählen sie die bewegte Variante (→ Seite 118).

Umkehrhaltungen wie der Schulterstand, bei denen der Kopf unter die Herzlinie gebracht wird (→ Seite 168), stärken die aufrichtende Muskulatur. Sie ermöglichen eine tiefe Entspannung. Im Yoga gilt der Schulterstand als eine Übung, die den gesunden Schlaf fördert. Menschen, die unter Angst leiden, empfinden den Schulterstand manchmal als bedrohlich. Wählen Sie dann zunächst die Varianten vom halben Schulterstand (→ Seite 166).

Wenn es Ihnen angenehm ist, liegen Sie in Savasana (→ Seite 102) und beobachten Sie das Nachklingen der Übungen. Wenn Sie im Liegen zu unruhig werden, wählen Sie eine bequeme Sitzposition.

Mentale Übung Beenden Sie Ihre Praxis mit der Sitzmeditation (→ Seite 179).

Erinnern Sie sich, dass eine regelmäßige kürzere Praxis sehr viel wirkungsvoller ist, als ein gelegentliches Intensivtraining. Wenn Sie aber Zeit und Lust haben, probieren Sie auch mal eine längere Übungseinheit aus. Für den Weg aus Erschöpfung, Burnout oder Depression ist es wichtig, immer mal wieder eine »Auszeit« zu nehmen, um etwas für sich selbst zu tun. Das Motiv hierfür sollte jedoch nicht ein Leistungsanspruch sein, sondern ein Bedürfnis. Eine etwas längere Übungszeit kann die wohltuende Erfahrung der eigenen Kraft ermöglichen und gleichzeitig Körper und Geist beruhigen.

Beispiel für eine 30 Minuten Übungspraxis

Atemübung: Aufrechte Sitzposition, 10 Atemzüge im **Ujjayi-Atem** (→ Seite 98)

Mobilisierung: **Venenpumpe** 5 × (→ Seite 112)

Aufwärmen: 3 × **kleiner Sonnengruß** (→ Seite 117);

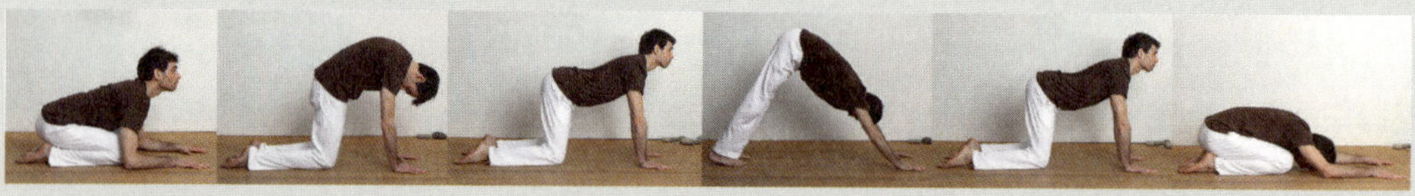

5 × **Sonnengruß A** (→ Seite 124)

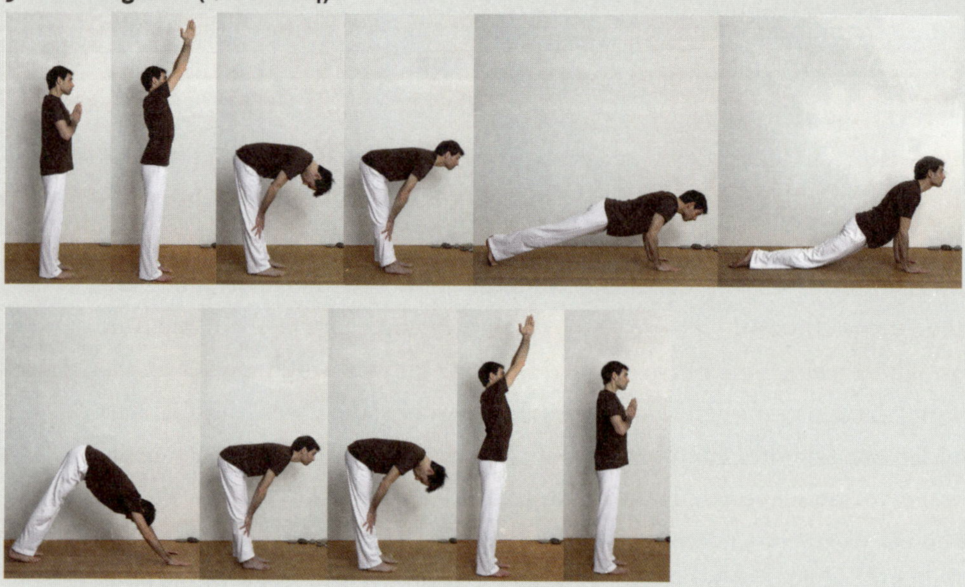

Yogapositionen: **Held 1** (→ Seite 128), jede Seite 5 Atemzüge; **Held 2** (→ Seite 130), jede Seite 5 Atemzüge;

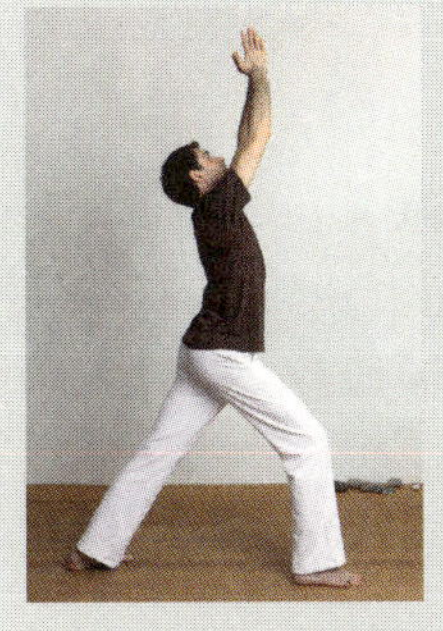

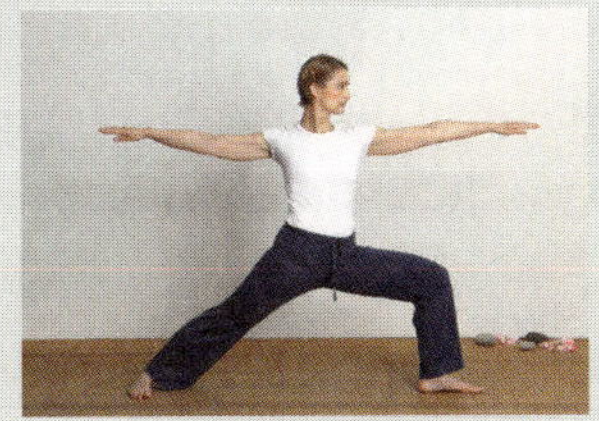

gestreckte Flankendehnung (→ Seite 137), jede Seite 5 Atemzüge; **Stock** (→ Seite 145), 5 Atemzüge;

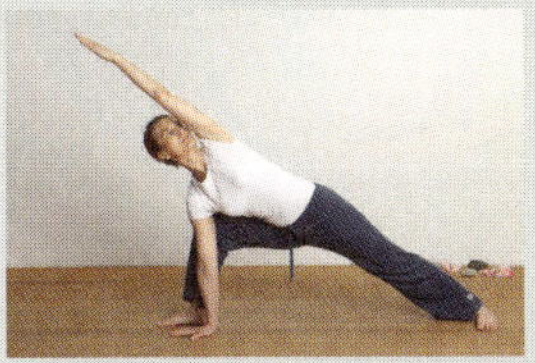

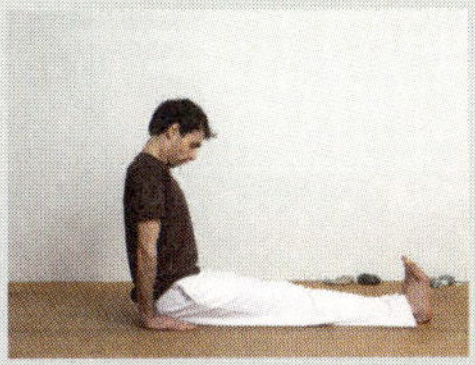

Winkel (→ Seite 150), 10 Atemzüge; **Kobra** (→ Seite 158), 2 × 5 Atemzüge;

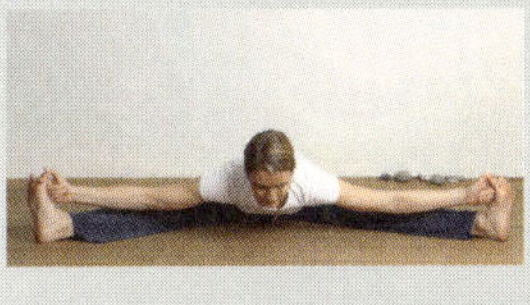

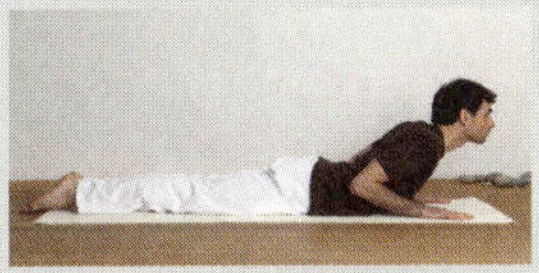

Schulterbrücke (→ Seite 164), 3 × 5 Atemzüge; **Schulterstand** (→ Seite 168), 10 Atemzüge

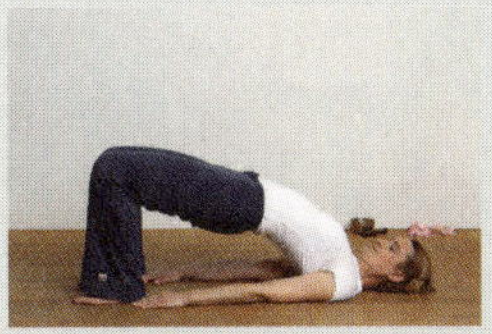

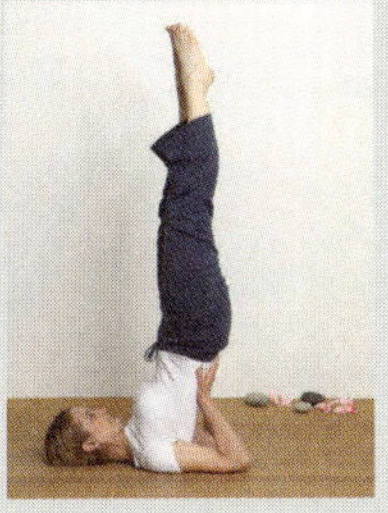

Beobachten Sie in **Savasana** (→ Seite 102) das Nachklingen der Übungen

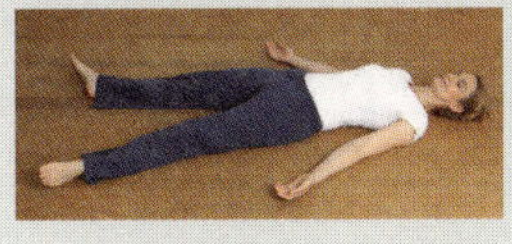

Mentale Übung: einige Minuten **Sitzmeditation** (→ Seite 179)

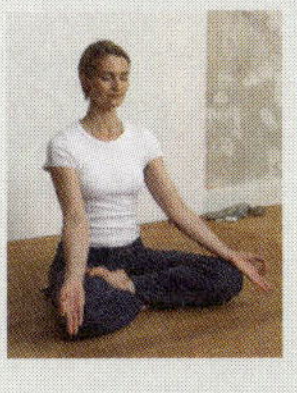

Ein Mensch, der sich leer und antriebslos fühlt, sollte mit mentalen Übungen beginnen. Lassen Sie Atemübungen folgen und machen Sie dann mit den Mobilisierungsübungen weiter. Sie sind so einfach, dass sie nicht als Hürde erscheinen und lösen einen sanften Bewegungsfluss aus. Es folgen Aufwärmübungen, die das Fließen der Bewegungen aufgreifen. Die gehaltenen Körperübungen führen von den Umkehrhaltungen zum Liegen, zum Sitzen und dann zum Stehen. So führt das Üben vom Lösen der Erstarrung zum Wahrnehmen der eigenen Kraft.

Beispiel für eine 10 Minuten Übungspraxis

Mobilisieren: **Beinübung** (→ Seite 110)

Aufwärmen: 3 × **bewegte Schulterbrücke** (→ Seite 118)

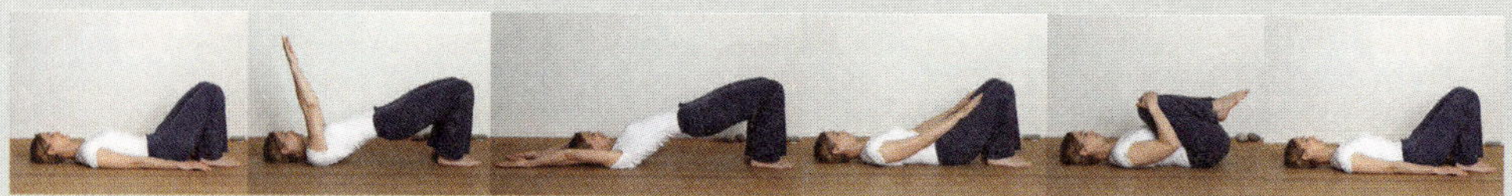

Yogapositionen: **Kobra** (→ Seite 158) 5 Atemzüge; **halber Drehsitz** (→ Seite 154) 5 Atemzüge jede Seite;

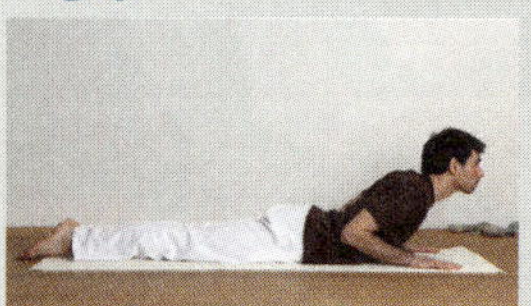

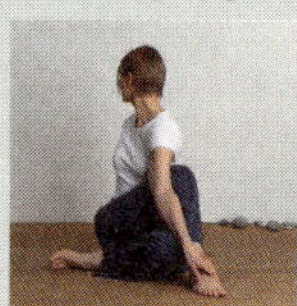

3 × **Dreieck** (→ Seite 134) 5 Atemzüge jede Seite

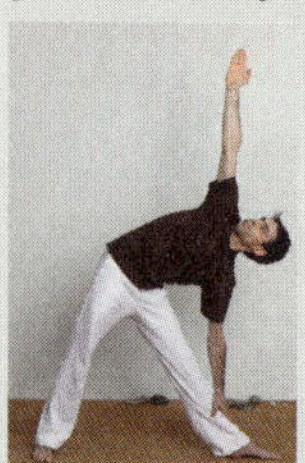

Mentale Übung: 5 Minuten **achtsame Körperwanderung** in Savasana (→ Seite 174)

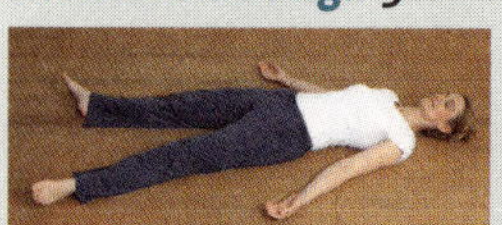

Mentale Übung Beginnen Sie in Savasana (→ Seite 102) mit der Achtsamkeitsübung für den Stundenbeginn (→ Seite 173).

Atemübung Kommen Sie für die Wechselatmung zum Sitzen (→ Seite 99).

Mobilisieren Beginnen Sie mit den Beinübungen (→ Seite 110), um die Durchblutung anzuregen. Lassen Sie erst die Beckenkreise (→ Seite 105), dann die Sufi-Kreise (→ Seite 109) folgen, um den Körper ein wenig zu vitalisieren. Achten Sie beim Nachspüren besonders auf das Becken und den unteren Rücken.

Aufwärmen Wählen Sie die bewegte Schulterbrücke (→ Seite 118) oder den Sivananda-Sonnengruß (→ Seite 120). Achten Sie besonders auf das Zusammenspiel von Atmung und Bewegung. Kommen Sie noch einmal in Savasana (→ Seite 102) und beobachten Sie die Nachklänge der ersten Bewegungen.

Ziehen Sie die Knie an die Brust und umfassen Sie die Oberschenkel unter den Waden, schaukeln Sie einige Male auf dem Rücken vor und zurück. Rollen Sie dabei jeden Wirbel einzeln ab.

Yogapositionen Beginnen Sie mit dem Schulterstand oder einer Variante (→ Seite 166), um den venösen Rückfluss und den Kreislauf anzuregen.

Lassen Sie den Fisch (→ Seite 170) oder eine seiner Varianten folgen und halten Sie die Position für mindestens fünf ausgedehnte Atemzüge in der vollen Yoga-Atmung (→ Seite 95). Wenn Ihre Zeit es zulässt, gehen Sie in die unterstützte, liegende Winkelhaltung (→ Seite 163), und probieren Sie einmal, einige Minuten in dieser Position zu bleiben. Während ein Gefühl von Kraft- und Antriebslosigkeit die Schultern hängen lässt, dehnen diese Positionen die Brustmuskulatur und weiten den Atemraum.

Legen Sie sich dann auf den Bauch für ein oder mehrere Rückwärtsbeugen, die ebenfalls den Atemraum weiten und gleichzeitig die Rückenmuskulatur kräftigen wie z. B. die Kobra (→ Seite 158) oder der Bogen (→ Seite 162).

Setzen Sie sich nun, um die aufrichtende Muskulatur zu stärken z. B. mit dem Stock (→ Seite 145) oder dem halben Drehsitz (→ Seite 154).

Wählen Sie die anschließenden Positionen, die Ihnen einen festen Stand geben und die Muskulatur dehnen, wie z. B. der Held 1 (→ Seite 128), das Dreieck(→ Seite 134) oder der gestreckte Halbmond (→ Seite 132).

Kommen Sie in Savasana (→ Seite 102) und beobachten Sie das Nachklingen der Bewegung.

Mentale Übungen Beenden Sie Ihre Praxis mit der achtsamen Körperwanderung (→ Seite 174) oder dem visualisierten Atem (→ Seite 176).

Erst wenn Sie merken, dass das Üben Sie keine Überwindung mehr kostet, können Sie versuchsweise Ihre Praxis ausdehnen. Dabei ist es wichtig, sich nicht mit einer Leistungserwartung zu demotivieren. Erinnern Sie sich, dass die Wirksamkeit des Yoga nicht in der Zahl der Übungen liegt, sondern darin, dass wir unsere Haltung dem eigenen Erleben gegenüber verändern. Wenn Sie spüren, dass Ihnen das Üben so wohl tut, dass Sie dieser Erfahrung mehr Raum geben möchten, können Sie ab und zu oder regelmäßig eine halbe Stunde üben.

Beispiel für eine 30 Minuten Übungspraxis

Mentale Übung: **Achtsamkeitsübung** am Stundenbeginn (→ Seite 173)

Atemübung: **Wechselatmung** (→ Seite 99), 8 Zyklen

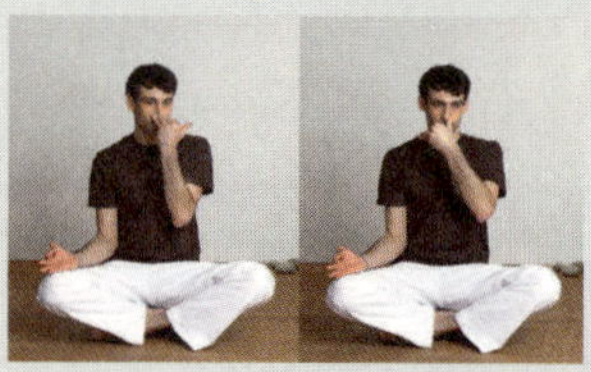

Mobilisierung: **Sufikreise** (→ Seite 109);

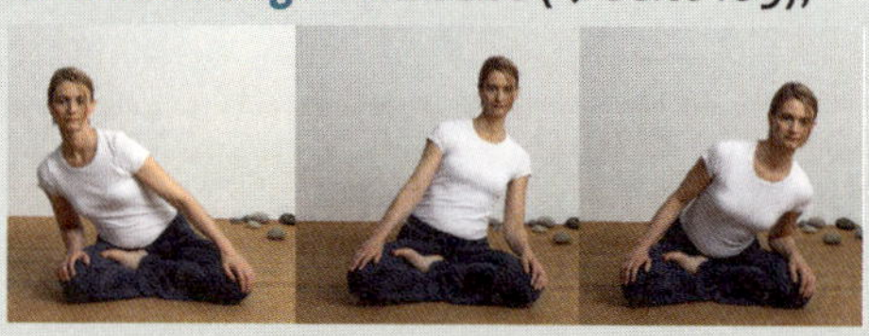

5 × **Beinübungen** (→ Seite 110)

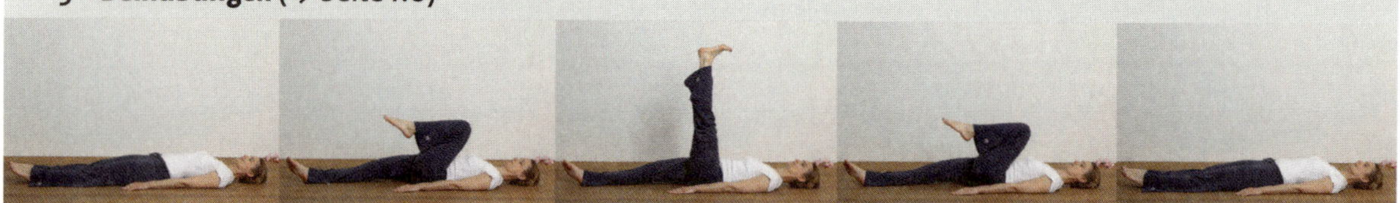

Aufwärmen: 5 × **bewegte Schulterbrücke** (→ Seite 118);

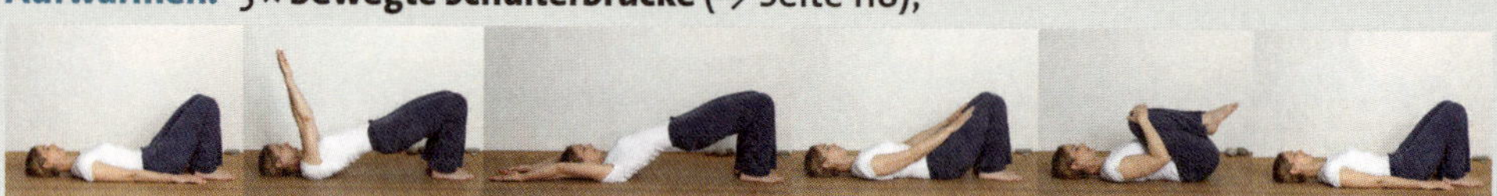

3 × **Sivananda Sonnengruß** (→ Seite 120)

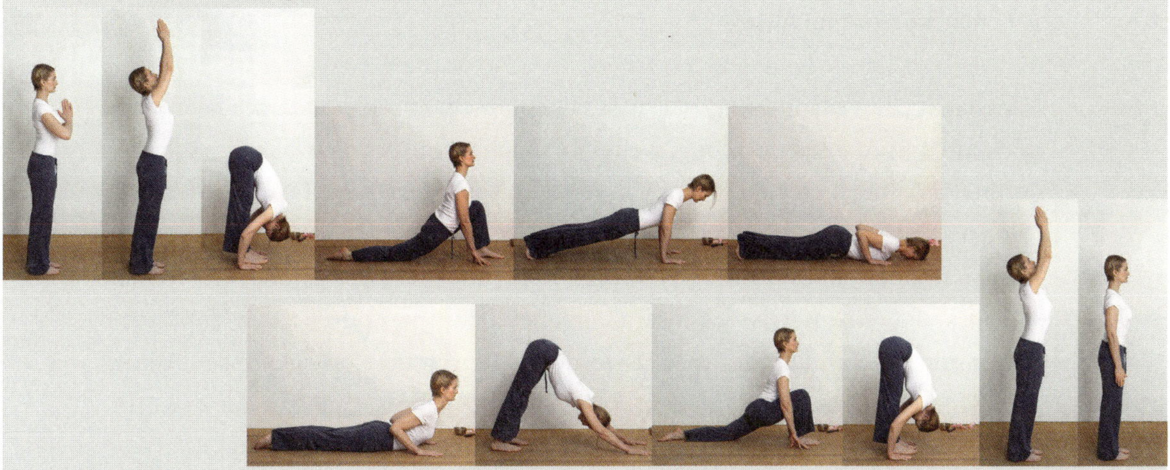

Yogapositionen: **halber Schulterstand** (→ Seite 166) 10 Atemzüge;

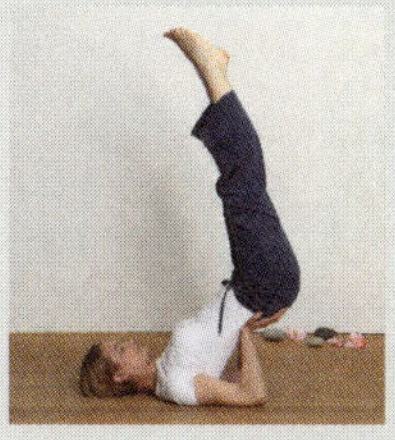

Fisch Variante 2 (→ Seite 170) mindestens 5 Atemzüge; **Kobra** (→ Seite 158) 2 × 5 Atemzüge;

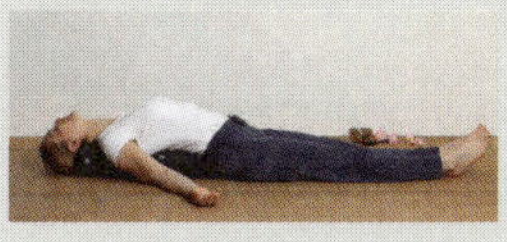

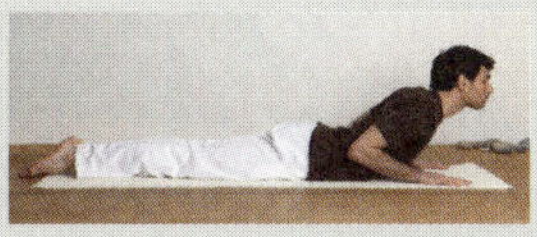

Stock (→ Seite 145) 10 Atemzüge; **halber Drehsitz** (→ Seite 154) jede Seite 5 Atemzüge;

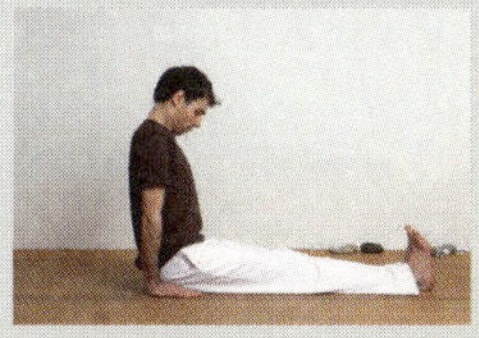

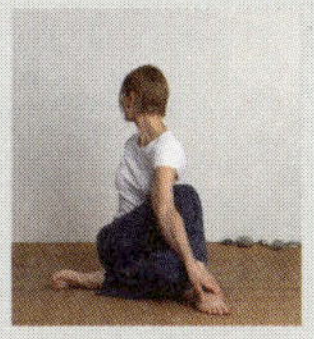

Dreieck (→ Seite 134), jede Seite 5 Atemzüge; **gestreckter Halbmond** (→ Seite 132), jede Seite 5 Atemzüge

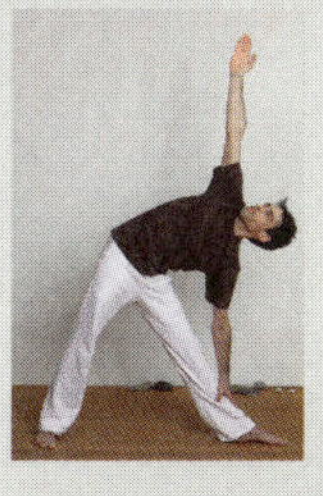

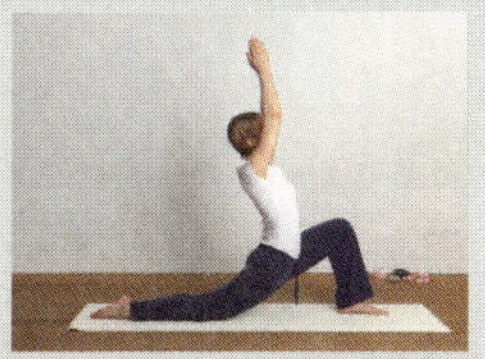

Mentale Übung: **visualisierter Atem** (→ Seite 176)

Um wirkliche Veränderung zu ermöglichen, reicht es nicht aus, eine begrenzte Zeit am Tag zu üben und sonst weiter zu machen wie bisher. Das wäre schade, denn der Alltag bietet ein weites Übungsfeld. Und er ist unser Leben. Jeden Tag bieten sich viele Möglichkeiten, um das, was wir uns in der Übungspraxis erarbeitet haben, in den Alltag zu integrieren. Gleichzeitig kommen wir in den Genuss, die Wirkung des Übens im täglichen Leben zu spüren. Jede Handlung kann mit Achtsamkeit praktiziert werden, dadurch bereichern wir den Alltag mit Momenten, die uns entgehen, wenn wir im Zwiegespräch mit der Zukunft oder der Vergangenheit die Gegenwart automatisch erledigen.

Wenn wir unter der Dusche dem Konflikt mit dem Kollegen nachhängen, verlieren wir Zeit für uns. Es ist ein Trugschluss, den unser Stresssystem nahe legt, dass wir diese Zeit nutzen sollten, um unsere Probleme noch mal zu durchdenken. Stattdessen könnten wir das Kostbarste wahrnehmen, was wir haben: genau diesen Augenblick. Wir könnten das Duschen als Zeit für uns und mit uns ansehen, statt mechanisch vermeintlich Wichtigeres zu erledigen. Wir könnten die Freiheit erkennen, die es bedeutet, die Aufmerksamkeit immer wieder auf die Wassertropfen zu lenken, die unsere Haut berühren. Wie oft beklagen wir das Gefühl, nie Zeit für uns zu haben, aber lassen die Möglichkeit verstreichen, auf dem Weg zur Arbeit jeden Schritt, jede Bewegung genau zu spüren. Es könnte jeden Tag ein Weg sein, den wir mit uns selbst gehen oder fahren. Wenn wir wirklich gegenwärtig sind, was unterscheidet dann einen Schritt auf einem Spaziergang von einem Schritt auf dem Weg zur Arbeit?

ALLTÄGLICHE ACHTSAMKEIT

Wählen Sie jeden Tag zwei Handlungen aus, die zu Ihrer täglichen Routine gehören: Das kann das Zähneputzen sein oder das Einseifen unter der Dusche, der erste Schluck Tee oder Kaffee, oder Ihre Schritte auf der Bahnhofstreppe. Entscheiden Sie sich fest für die Handlungen, die Sie ausgewählt haben, legen Sie den Anfang und den Endpunkt fest. Seien Sie bei diesen Handlungen in jedem Moment so wach und so aufmerksam wie möglich. Nehmen Sie alle Aspekte der Handlungen wahr: Ihre Körperempfindungen, Ihre Emotionen, Ihre Gedanken und die Eindrücke Ihrer Sinne. Wenn Sie bemerken, dass Ihre Aufmerksamkeit abgedriftet ist, machen Sie kein Problem daraus, kehren Sie einfach zu Ihrer achtsamen Haltung zurück. ✖

Mit der Zeit werden Sie lernen, während des Tages in diese achtsame Haltung zurückzukehren, wann immer es Ihnen in den Sinn kommt. Sie wissen, es geht nicht darum, etwas zu verändern oder zu erreichen. Schauen Sie einfach, was genau diesen Moment ausmacht, in Ihnen und um Sie herum: in der Schlange vor der Kasse, im Stau, während Sie auf Ihre Tochter warten oder in einer Konferenz sitzen.

Ebenso ist es nahezu an jedem Ort möglich unbemerkt für einen Augenblick die Führung über den Atem zu übernehmen: in der S-Bahn oder während der Gesprächspartner kurz telefoniert. Nutzen wir den gesamten Atemraum wie in der vollen Yoga-Atmung (→ Seite 95), wirken wir ausgleichend auf das autonome Nervensystem ein. So entstehen kleine Auszeiten aus der Stressspirale, die uns im wahrsten Sinne des Wortes Luft verschaffen. Auch die Zeit vor dem Einschlafen ist gut geeignet, um den Yoga-Atem zu üben. Was wir kurz vor dem Schlafen üben, verankert sich fest.

ALLTÄGLICHE ATEMÜBUNG

So oft es Ihnen im Laufe des Tages möglich ist, werden Sie sich zunächst einmal bewusst, wie Sie atmen. Finden Sie dann in einen gleichmäßigen Atemrhythmus hinein, Achten Sie darauf, dass Sie gleich lang ein- und ausatmen oder verlängern Sie das Ausatmen bis zur 3 : 6-Atmung (→ Seite 97). Wenn es Ihnen angenehm ist, dann visualisieren Sie für einen Augenblick den Atem als kostbare Substanz, wie ganz klares Wasser oder sehr reines Licht. Wiederholen Sie die Übung so oft Sie daran denken für einige Atemzüge. ✖

Die Asanas gehören in eine formelle Übungspraxis. Sie erfordern einen bestimmten Übungsablauf, der das Aufwärmen beinhaltet und eine durchdachte Reihenfolge der Übungen. Die allen Körperpositionen zugrunde liegende achtsame Wahrnehmung der Körperhaltung lässt sich in den Alltag integrieren.

Wenn wir uns vergegenwärtigen, dass unsere Körperhaltung nicht nur Ausdruck unseres Befindens ist, sondern umgekehrt auch Einfluss auf unsere Stimmung und unser Denken nimmt, dann ist es sehr sinnvoll, ab und zu eine Haltung einzunehmen, die Kraft und Gelassenheit ausdrückt. Wir trainieren nicht nur eine differenzierte Körperwahrnehmung, wenn wir uns bewusst werden, wie wir eigentlich am Tag stehen oder sitzen. Wir beugen auch Schmerzen vor, wenn wir nicht durchgehend mit gespannten Schultern und rundem Rücken auf unserem Stuhl hocken oder durch die Gegend laufen. Nehmen Sie so oft am Tag wie möglich zur Kenntnis, wie Sie gerade stehen, sitzen oder sich bewegen. Schauen Sie, ob Sie in eine Balance von Kraft und Leichtigkeit kommen können. Lösen Sie dafür Muskelspannungen, die Sie zu diesem Zeitpunkt gar nicht wirklich brauchen und aktivieren Sie die Muskulatur, mit der Sie Ihre Wirbelsäule aufrichten. Lassen Sie Ihre Schultern sinken, heben Sie Ihr Herz, nehmen Sie die Verbindung mit dem Boden wahr. Atmen Sie tief und gleichmäßig.

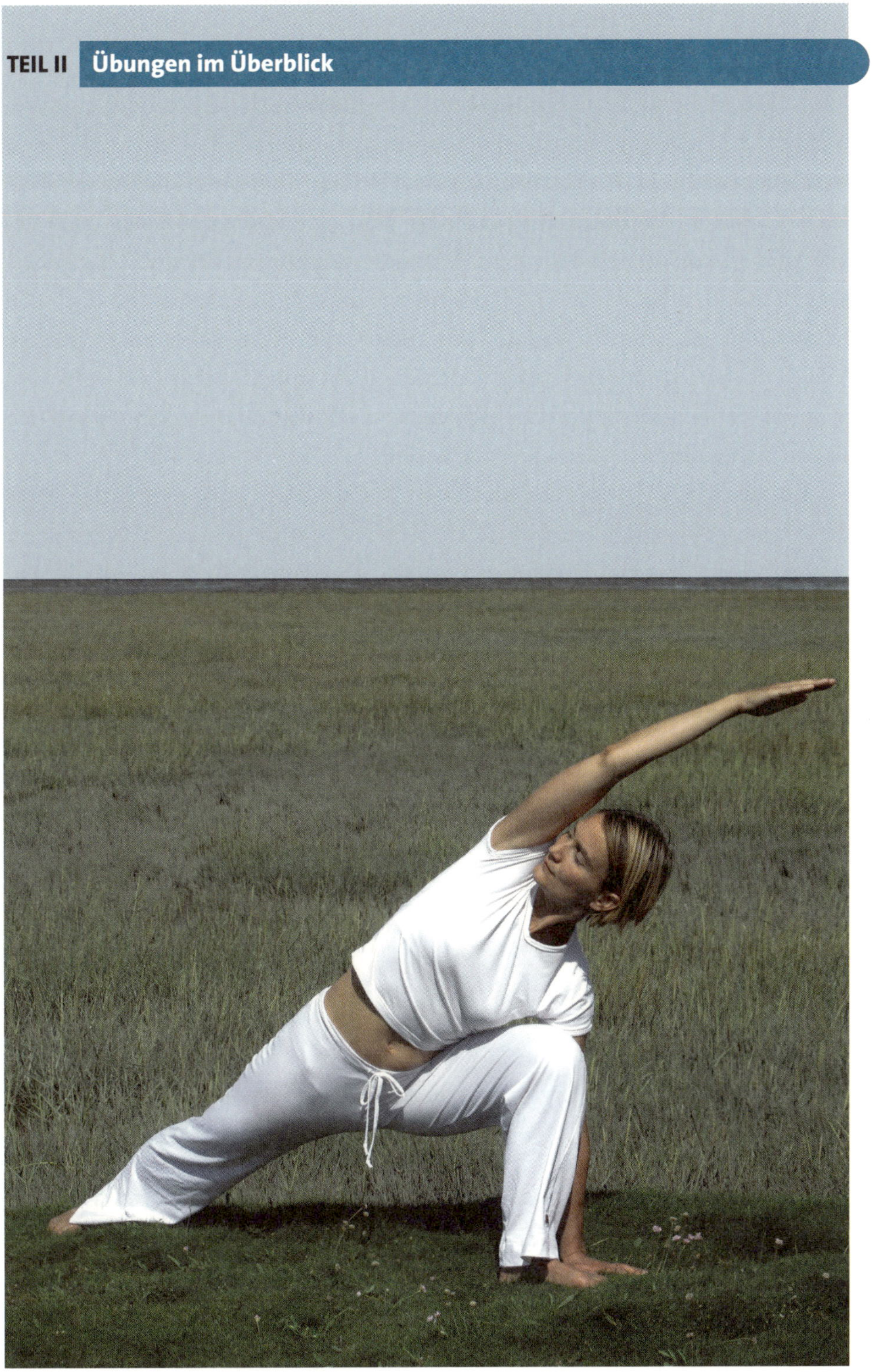

Menschen, die eine Erschöpfungskrise, ein Burnout-Syndrom oder eine Depression erleben, sind häufig sehr leistungsorientiert. Über kurz oder lang wird Ihnen dieser Leistungsanspruch auch in Ihrer Yogapraxis begegnen. Vielleicht schleicht sich dieser Anspruch als Wunsch ein, dass es Ihnen nach der heutigen Stunde doch möglichst ebenso gut wie gestern oder noch etwas besser gehen soll, dass Sie in der Meditation genauso konzentriert und nach den Körperübungen genauso gelassen sein mögen, wie Sie es schon erlebt haben. Vielleicht taucht der Leistungsgedanke auch unverhohlen auf mit dem Wunsch, endlich die Beine durchstrecken zu können oder die Hände auf den Boden zu bekommen oder angstfrei zu sein.

Erinnern Sie sich, dass der besondere Weg des Yoga darin besteht, sich aus den Mustern, die wir in uns tragen, zu lösen und stattdessen das zu betrachten, was gerade ist, in genau diesem Augenblick. Darin besteht die eigentliche Yogaübung, nicht darin irgendeinen Zustand anzustreben, von dem wir glauben, wir sollten ihn erreichen. Hören Sie auf Ihren Körper und auf Ihr Befinden, üben Sie Yoga mit sich und niemals gegen sich. Seien Sie achtsam.

Wählen Sie aus den vorgeschlagenen Übungen diejenigen aus, die zu Ihrer Körperkonstitution und Ihrem Befinden passen. Ersetzen Sie die anderen oder lassen Sie sie weg. Ergänzen und variieren Sie die Übungen, die Sie sich zutrauen, bleiben Sie aber in der vorgeschlagenen Reihenfolge.

Dem Atem kommt im Yoga eine sehr zentrale Rolle zu. Das Wort für Atem »Prana« bedeutet auch Lebensenergie. Zu lernen den Atem zu führen, bedeutet also gleichzeitig zu lernen, Kontrolle über den eigenen Kräftehaushalt zu gewinnen. Die Grundlage hierfür ist der volle Yoga-Atem. Er lehrt uns, den gesamten zur Verfügung stehenden Atemraum zu nutzen und bildet mit dieser Erfahrung die Basis für die Atmung in der Bewegung. Darüber hinaus gibt es Atemübungen, die lehren auf unterschiedliche Weise bewusst und kontrolliert zu atmen und so auf die Energie in uns Einfluss zu nehmen. Dazu gehören der 3:6-Atem und der Wechselatem. Diese Übungen werden vor der Bewegung oder der Meditation praktiziert.

Dem Ujjayi-Atem kommt eine besondere Bedeutung zu. Er kann als Atemübung vor der Bewegungspraxis geübt werden, aber auch während der Körperübungen. Da er den Atem hörbar macht, kann er besondere Unterstützung dabei leisten, den Atem zum Maß der Bewegungen werden zu lassen.

VOLLER YOGA-ATEM

Die volle Yoga-Atmung nutzt in drei Schritten den gesamten Atemraum. Um sie zu lernen, sollten Sie eine feste Reihenfolge der Atemstufen einhalten. Das mag Ihnen anfänglich etwas künstlich vorkommen. Wenn sie dabei bleiben, wird Ihr Körper sich sehr schnell daran gewöhnen, und Sie werden flexibel auf diese Atmung zurückgreifen können. Das Erlernen der Atmung ist im Liegen am einfachsten, aber es ist nicht ans Liegen gebunden: Wählen Sie die Körperposition, die Ihnen am angenehmsten ist, um sich Ihrer Atmung zuzuwenden. Das Einatmen beginnt im Bauch, der Atem füllt dann den Brustraum und zuletzt die Lungenspitzen im Raum unter den Schlüsselbeinen. Das Ausatmen beginnt ebenfalls im Bauch, der Atem strömt dann aus dem Brustraum und zuletzt aus den Lungenspitzen unter den Schlüsselbeinen.

Zum Erlernen dieses Atems legen Sie die rechte Hand auf den Bauch, unterhalb des Bauchnabels und die linke Hand seitlich auf den linken Rippenbogen. Beobachten Sie nun, wie sich mit dem Einatmen die rechte Hand auf dem Bauch hebt, während der Atem durch die Anspannung des Zwerchfells in diesen Bereich hineinströmt. Nehmen Sie dann wahr, wie das Ausdehnen des Brustkorbes die linke Hand auf dem Rippenbogen leicht anhebt. Zuletzt stel-

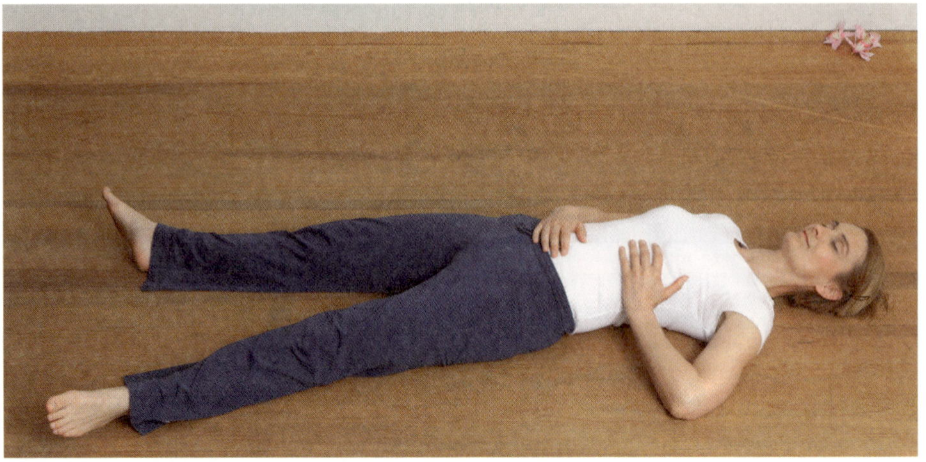

Der volle Yoga-Atem

len Sie sich vor, wie der Atem bis in die obersten Spitzen Ihrer Lungen, bis unter die Schlüsselbeine einströmt. Sie können das spüren, wenn Sie Ihre Handflächen oberhalb der Brust so auf Ihren Brustkorb legen, dass Ihre Fingerspitzen die Schlüsselbeine berühren.

Lassen Sie dann den Atem, vom Bauch beginnend, wieder ausströmen. Sie werden merken, wie durch die Entspannung der Atemmuskulatur der Bauch, der Brustkorb und der Bereich unter den Schlüsselbeinen wieder absinken.

Wenn Sie die Atembewegung mit Hilfe Ihrer Hände verstanden haben, legen Sie die Hände neben Ihrem Körper ab. Stellen Sie sich nun die Bereiche, in die Sie hineinatmen, bewusst vor: Visualisieren Sie einen weiten, hellen Raum im Bereich des Bauches, dann des unteren und danach des oberen Brustkorbes. Visualisieren Sie auch den Atem als eine einfache Substanz wie ganz klares Wasser oder sehr reines Licht.

Wenn Sie mit den Atemschritten vertraut sind, richten sie Ihr Augenmerk darauf, den Atem so gleichmäßig wie möglich fließen zu lassen. Beachten Sie auch die Übergänge vom Ein- zum Ausatmen und umgekehrt.

Praktizieren Sie diese Atmung so oft wie es Ihnen möglich ist, auch während der Körperübungen. Sie werden dabei beobachten, dass der Atemraum im Bauch bei vielen Übungen durch das Aktivieren der Bandhas eingeschränkt ist. Ziehen Sie den Atem dann weiter nach oben in den Brustkorb hinein. Versuchen Sie, den Brustraum mehr und mehr zu den Seiten ausdehnen. Nutzen Sie den ganzen Raum für die volle Yoga-Atmung.

Kommen Sie in eine Position, die Ihnen ein aufrechtes und bequemes Sitzen ermöglicht. Finden Sie in die volle Yoga-Atmung hinein. Atmen Sie ein, in den Bauch, den Brustkorb und die Lungenspitzen, zählen Sie dabei bis drei. Atmen Sie in der gleichen Reihenfolge aus, und zählen Sie dabei ebenfalls bis drei. Wiederholen Sie drei Atemzüge im vollen Yoga-Atem und beginnen Sie dann das Ausatmen schrittweise zu verlängern, bis Sie doppelt so lange ausatmen wie Sie einatmen, Sie zählen dann einatmend bis drei und ausatmend bis sechs. Achten Sie darauf, dass Sie so gleichmäßig wie möglich atmen. Der Atem ist dann ein gleichmäßiger unangestrengter Fluss, bei jedem Zähler strömt gleich viel oder gleich wenig Luft ein oder aus.

Beachten Sie auch die kleinen Wendepunkte. Wenn Sie Widerstand spüren, atmen Sie nicht dagegen an, sondern stellen Sie sich vor, das Hindernis würde vom Atemstrom sanft umspült. Wenn es Ihnen hilfreich ist, dann stellen Sie sich auch hier den Atem ganz bildhaft vor, als eine pure und einfache Substanz wie ganz klares Wasser oder sehr reines Licht. Oder richten Sie Ihren Fokus auf den Rhythmus des Zählens. Prüfen Sie, was Ihnen angenehm ist.

Bleiben Sie einige Minuten in diesem Atemrhythmus. Lösen Sie dann jede Atemkontrolle, und beobachten Sie achtsam Ihr Erleben nach dieser Atemübung.

Nehmen Sie dann Körperspannung auf, und beenden Sie die Übung.

SIEGREICHER ATEM – UJJAYI-ATEM

»Jayi« ist das Sanskrit-Wort für »Sieg«. Der Ujjayi-Atem, der siegreiche Atem, kann als Atemübung oder als Meditationsübung praktiziert werden. Wenn er keine Mühe mehr bereitet, kann der Ujjayi-Atem durch die gesamte Yogapraxis führen, er gibt dann den Rhythmus und das Maß vor, er ist der Fokus, auf den wir uns richten und von dem die Bewegung ausgeht.

Um den Ujjayi-Atem zu lernen, gähnen Sie einmal herzhaft. Sie werden feststellen, dass Sie dabei weit hinten im Hals einen leisen Ton erzeugen. Nehmen Sie einmal wahr, wo genau dieser Ton entsteht. Schließen Sie dann den Mund, legen Sie die Zunge sanft hinter die oberen Schneidezähne, und lassen Sie den Atem leicht über den Kehlkopf streichen, dort wo auch der Ton beim Gähnen entstand. Erzeugen Sie einen leisen Ton, der ein wenig klingt wie das Atemgeräusch beim Schnorcheln. Lassen Sie den Atem tief in den Brustkorb sinken, und lösen Sie alle überflüssige Spannung im Hals. Atmen Sie tief und ruhig, vermeiden Sie alle Nasengeräusche. Hören Sie auf Ihren Atem wie auf den Klang einer Brandung oder das Rauschen des Windes.

Zu Beginn werden Sie möglicherweise ein Engegefühl und eine leichte Anspannung im Hals spüren. Lösen Sie dann die Atemkontrolle und versuchen Sie die Ujjyi-Atmung einige Zeit später erneut. Sie werden herausfinden, dass keine Spannung im Hals nötig ist, um den Ujjayi-Ton zu erzeugen. Ihr Ton wird dann so tief hinabsinken, dass Sie Ihn eher wie ein leichtes Vibrieren im Brustkorb spüren.

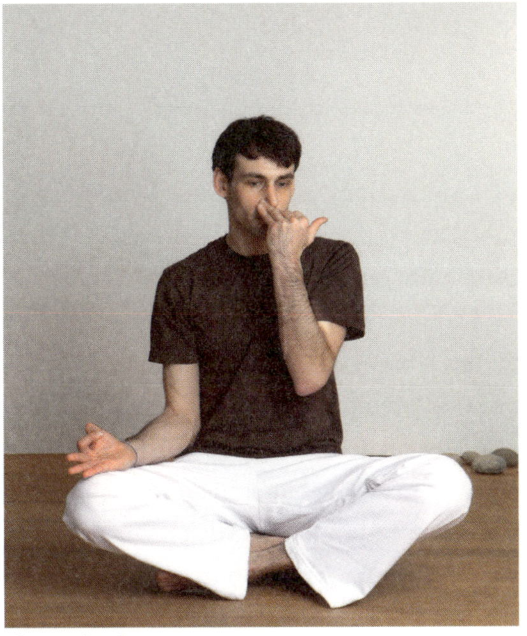

Wechselatmung 1

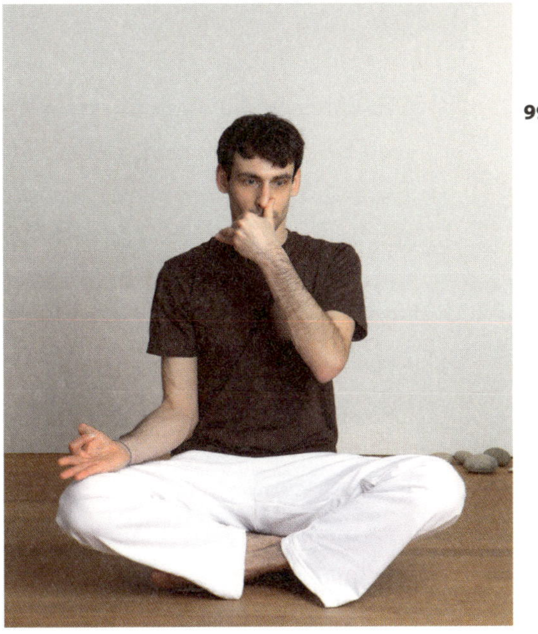

Wechselatmung 2

WECHSELATMUNG – NADI SHODHANA

Der Wechselatem dient der Harmonisierung der Energiebahnen, der Nadis. Sie sind vergleichbar mit den Meridianen aus der Chinesischen Medizin. In der Yoga-Vorstellung strömt die ruhige und passive Mondenergie in einer Bahn, die im linken Nasenloch ihren Endpunkt hat, die aktive und bewegte Sonnenenergie fließt in einer Bahn, die im rechten Nasenloch endet. Der Wechselatem schafft einen Ausgleich zwischen diesen beiden Energieströmen.

Kommen Sie in eine Position, die Ihnen ein aufrechtes und bequemes Sitzen ermöglicht. Legen Sie die linke Hand auf das linke Knie. Schließen Sie die Kuppe des Daumens mit der Kuppe des Zeigefingers zu einem Kreis in Jnana Mudra. Schließen Sie die rechte Hand leicht, indem Sie die Kuppe von Zeigefinger und Mittelfinger auf den Ballen des Daumes legen, strecken Sie Daumen, Ring- und kleinen Finger leicht durch, zu Vishnu Mudra.

Atmen Sie ruhig und vollständig über beide Nasenlöcher ein. Verschließen Sie mit dem rechten Daumen das rechte Nasenloch ganz leicht, ohne dass Sie Druck auf die Nasenscheidewand ausüben. Atmen Sie durch das linke Nasenloch aus und wieder ein, zählen Sie dabei jeweils bis drei.

Verschließen Sie dann mit dem Ringfinger sanft das linke Nasenloch, und atmen Sie rechts aus und wieder ein.

Bleiben Sie in diesem Atemrhythmus: jeweils eine Seite aus und ein, dann wechseln Sie die Seite. Lassen Sie Ihren Nacken lang, die Nase bleibt senkrecht über dem Brustbein. Beenden Sie die Übung mit einem Atemzug durch das linke Nasenloch.

Variation Um den beruhigenden Aspekt der Übung zu betonen, können Sie einen 3 : 6-Rhythmus wählen: Beginnen Sie wie zuvor durch das linke Nasenloch auszuatmen. Zählen Sie dabei bis sechs Während des Einatmens zählen Sie nur bis drei. Wechseln Sie dann die Seite, und atmen Sie auch hier in diesem Rhythmus aus und ein. Beenden Sie diese Übung ebenfalls mit einem Atemzug durch das linke Nasenloch. Beobachten Sie Ihr Erleben nach der Übung.

Grundhaltungen

Bevor man mit den Körperübungen beginnt, nimmt man eine der drei Grundhaltungen ein. Zu dieser kehrt man am Ende der Übung auch zurück, um das Erlebte zu betrachten. Savasana ist zudem die klassische Entspannungsposition.

TADASANA – BERGHALTUNG

Stellen Sie sich aufrecht hin, die Füße hüftweit auseinander und parallel, der mittlere Zeh weist gerade nach vorn.

Nehmen Sie die Fußsohlen am Boden wahr wie die Sohle eines Berges. Richten Sie von dieser Basis ausgehend Ihre vertikale Körperachse auf. Längen Sie die Fußgelenke, die Knie. Heben Sie leicht den Beckenboden, und nehmen Sie den unteren Bauch ganz leicht zurück, so dass Ihr Becken sich aufrichtet. Begleiten Sie die natürliche S-Form Ihrer Wirbelsäule mit Ihrer Aufmerksamkeit bis hin zur Krone Ihres Kopfes, die wie die Krone der Gipfel eines Berges nach oben strebt. Das Kinn ist parallel zum Boden, ganz leicht, wie durch den Hals hindurch, nach hinten gezogen, um die Nackenwirbel aufzurichten. Schultern und Arme fließen entlang der Körperseiten wie Bergbäche nach unten. Sie müssen dafür nichts tun, nehmen Sie einfach die Wirkung der Schwerkraft auf Hände, Arme und Schulter wahr. Heben Sie zwischen den sinkenden Schulterblättern Ihr Brustbein, als würden Sie Ihr Herz heben.

Berghaltung

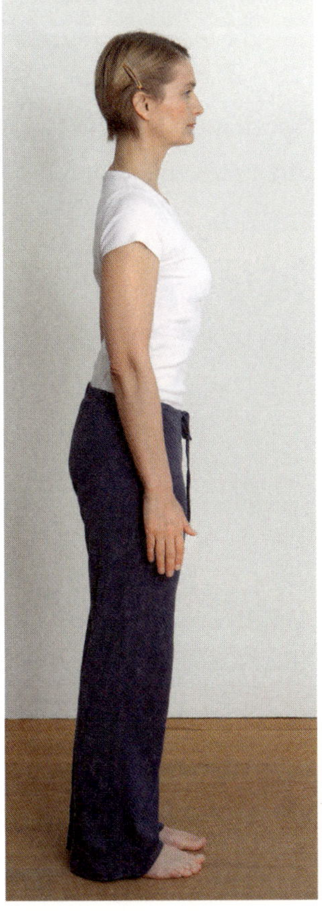

Nehmen Sie wahr, wie Sie mit jedem Einatmen wachsen und aufwärts streben. Und wie Sie mit jedem Ausatmen im Boden und im Bleibenden verankert sind. Finden Sie Ihre Balance zwischen Kraft und Leichtigkeit.

Stehen Sie und atmen Sie tief und gleichmäßig weiter.

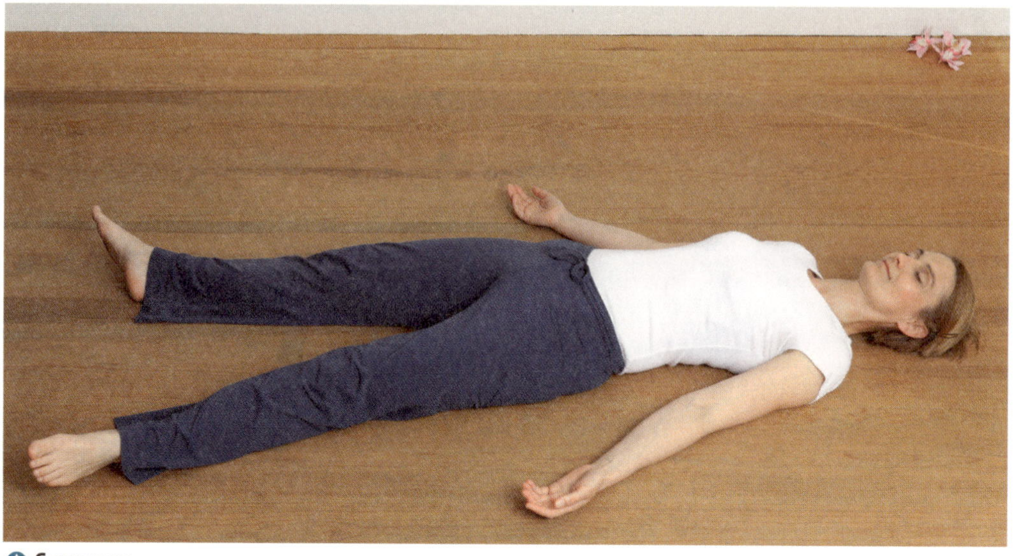

Savasana

SAVASANA – TOTENHALTUNG

Legen Sie sich auf den Rücken. Öffnen Sie Ihre Füße und Beine mindestens hüftweit oder weiter. Lassen Sie die Zehen nach außen sinken. Legen Sie Ihre Arme mindestens 20 cm vom Körper entfernt, mit den Handflächen nach oben auf den Boden. Achten Sie darauf, dass der Abstand zwischen Schultern und Ohren so weit wie möglich ist. Ziehen Sie einmal das Kinn leicht an den Hals heran, ohne den Kopf vom Boden zu heben. Lösen Sie dann diese Spannung. Atmen Sie tief und ruhig.

Um aus der Position herauszukommen, nehmen Sie bewusst den Boden unter Ihrem Körper wahr. Bewegen Sie Fuß und Handgelenke und strecken Sie sich.

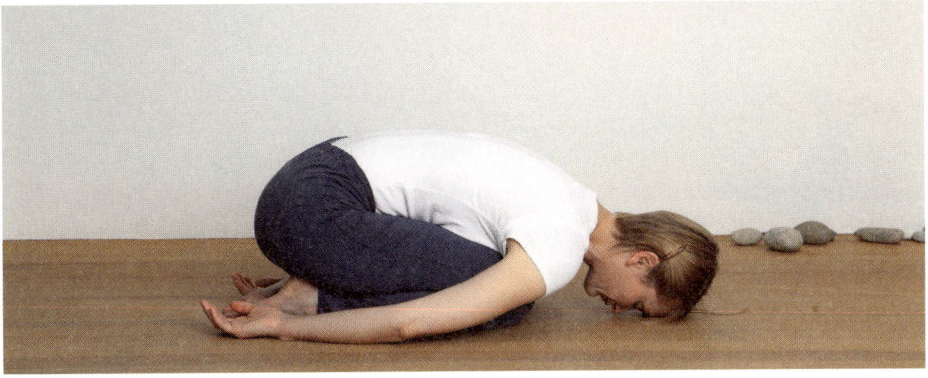

Kindhaltung

BALASANA – KINDHALTUNG

Kommen Sie in den Vierfüßlerstand. Öffnen Sie die Knie etwa hüftweit und bringen Sie Knie und Fußgelenke in eine Linie. Ziehen Sie das Kinn leicht an den Kehlkopf, und längen Sie Ihre Wirbelsäule zwischen Steißbein und Kopf. Lassen Sie dann das Gesäß auf die Fersen sinken, und legen Sie Ihren Oberkörper auf die Oberschenkel. Lassen Sie die Stirn in Richtung Boden sinken. Legen Sie die Hände neben die Füße auf den Boden, und lassen Sie die Ellenbogen leicht nach außen zu Boden sinken. Entspannen Sie Ihre Gesäßmuskulatur, Ihren Rücken und die Schultern. Lassen Sie Ihren Bauch auf die Oberschenkel sinken, und entspannen Sie die Bauchorgane. Atmen Sie tief und ruhig. Bleiben Sie in dieser Position, solange wie es Ihnen angenehm ist.

Um aus der Position herauszukommen, strecken Sie die Arme nach vorn, spreizen die Finger, ziehen das Steißbein nach hinten und die Schultern weg von den Ohren. Atmen Sie ein, und richten Sie sich Wirbel für Wirbel auf.

Variante Sie können Ihre Fäuste nebeneinander oder übereinander vor dem Körper aufstellen, um Ihre Stirn darauf abzulegen.

Nicht ausführen oder Vorsicht bei: behandlungsbedürftiger Hypertonie und Herzerkrankung

In der Yoga-Vorstellung wird durch die Übungspraxis ein innerer Reinigungsprozess angeregt. Dafür ist es wichtig, die entstehende Energie im Körper zu halten und zirkulieren zu lassen. Die Übungen erfolgen aus diesem Grund in einer bestimmten Reihenfolge. Zudem werden sogenannte »Energieverschlüsse« gesetzt: die »Bandhas«. Aus westlicher Sicht schützen die Bandhas die Wirbelsäule, besonders Mula Bandha und Uddiyana Bandha werden darum während der meisten Körperübungen gehalten. Lösen Sie die Bandhas nach den Körperpositionen, um die Nachklänge der Übungen zu erspüren.

MULA BANDHA

Der Beckenboden verschließt die knöcherne Schale des Beckens nach unten. Die Aktivierung des Beckenbodens verhindert, dass die Oberschenkel sich einwärts drehen. Auch wenn es zunächst ungewohnt ist, die Muskeln zwischen Anus und Genitalien zu aktivieren, versuchen Sie es, Sie schützen so Kreuz- und Darmbein. Stellen Sie sich dafür vor, Sie würden den Beckenboden leicht nach oben anheben und die Sitzbeinhöcker leicht zueinander ziehen. (Das ist nicht wirklich möglich, aber die Vorstellung dieser Bewegung aktiviert die tiefe Muskulatur des Beckenbodens).

UDDIYANA BANDHA

Die Muskulatur zwischen Schambein und Bauchnabel wird mit einem Einatmen leicht zur Wirbelsäule herangezogen und dann gehalten. Zusammen bilden Mula Bandha und Uddiyana Bandha ein stützendes Muskel-Korsett für den unteren Rücken.

JALANDHARA BANDHA

Die Halswirbelsäule ist sehr filigran, es ist darum besonders wichtig, die Muskulatur in diesem Bereich zu trainieren. Jalandara Bandha wird aktiviert, indem das Kinn, parallel zum Boden, leicht nach hinten gezogen wird. Der Nacken wird dadurch gestreckt und gekräftigt. So schützen und halten Sie die Halswirbelsäule.

Im Yoga dienen die Mobilisierungsübungen dazu, den Energiefluss im Körper anzuregen und auszugleichen. Blockaden und Verspannungen werden sanft gelöst. Die Wahrnehmung der Körperempfinden wird aktiviert, der Körper schonend auf die Asanas vorbereitet. Wenn Sie sich im Alltag viel bewegen und mit Dehn- und Streckbewegungen vertraut sind, werden Ihnen einige individuelle Bewegungen ausreichen. Wenn Sie sich wenig körperlich betätigen, sollten Sie sich mit einigen der unten stehenden Übungen auf Ihre Praxis vorbereiten.

BECKENKREISE

Legen Sie sich auf dem Rücken. Ziehen Sie die Knie an die Brust. Legen Sie die rechte Hand auf das rechte Knie, die linke Hand auf das linke Knie. ▽
Lassen Sie nun die Knie um Ihr Steißbein herum kreisen, so, als würde flach auf dem Boden unter Ihnen eine Uhr liegen, deren Ziffern Sie mit Ihren Knien nachzeichnen. Ihr Becken kommt dadurch in eine horizontale Kreisbewegung. Wechseln Sie ab und zu die Richtung, und lassen Sie Ihren Atem gleichmäßig und ruhig fließen.

▽ **Beckenkreise**

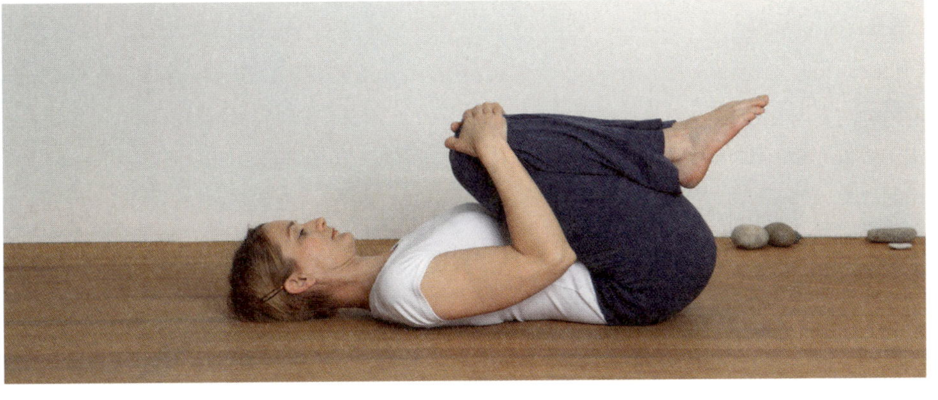

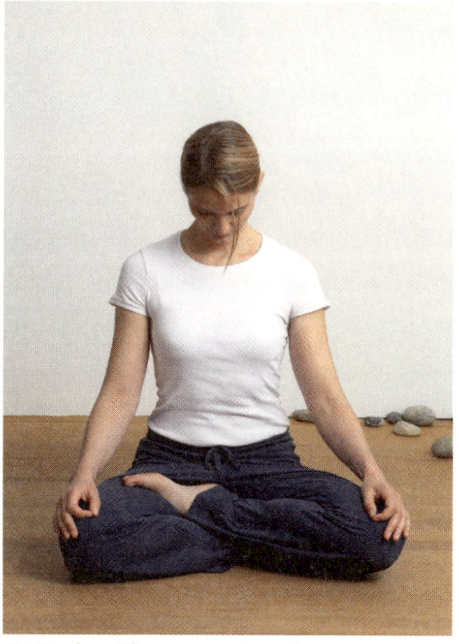

Nackenübungen – Ausatmen

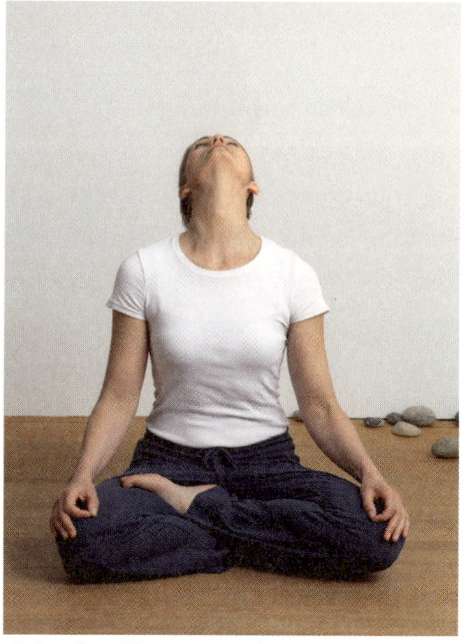

Nackenübungen – Einatmen

NACKENÜBUNGEN

Sitzen oder knien Sie aufrecht. Legen Sie die Hände auf die Oberschenkel, und lassen Sie Ihre Schultern weich nach hinten unten sinken. Lassen Sie mit dem Ausatmen Ihr Kinn auf die Brust sinken.

Heben Sie mit dem Einatmen den Kopf, strecken Sie Ihren Hals, so dass die Krone Ihre Kopfes weit nach oben strebt, lassen Sie dann den Kopf in den Nacken sinken.

Führen Sie mit dem Ausatmen den Kopf zurück auf die Brust. Stellen Sie sich während der ganzen Übung vor, Sie würden Ihren Hals so strecken, dass Sie durchgehend den größtmöglichen Abstand der Ohren zu den Schultern halten.

SCHULTERKREISE

Stehen Sie in Tadasana, oder setzen Sie sich aufrecht hin. Kreisen Sie mit Ihren Schultern nach vorn, nach vorn oben, nach hinten oben, nach hinten unten und nach vorn unten. Lassen Sie die Kreise so groß wie möglich werden. Wechseln Sie nach einigen Runden die Richtung.

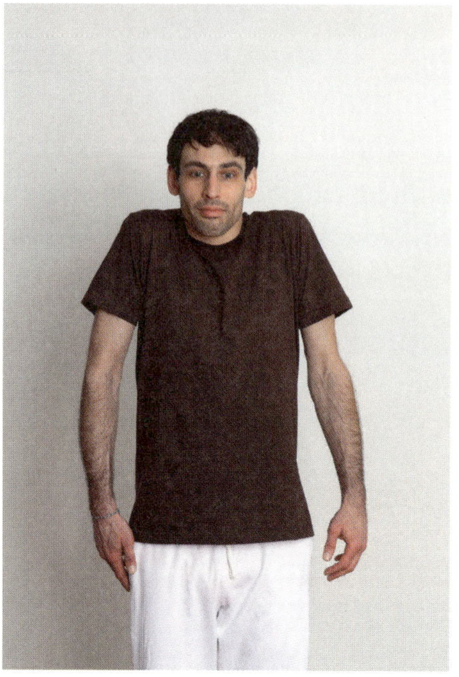

Schulterübung – Einatmen

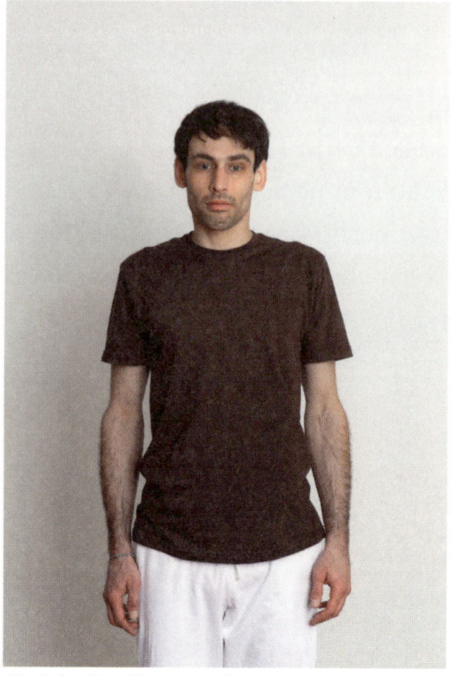

Schulterübung – Ausatmen

SCHULTERÜBUNG

Stehen Sie in Tadasana. Ziehen Sie mit dem Einatmen die Schultern bis fast zu den Ohren hoch.

Lösen Sie die Spannung mit dem Ausatmen.

Wiederholen Sie die Bewegung einige Male. Bleiben Sie dann nach dem Einatmen in der angespannten Position, machen Sie feste Fäuste, ziehen Sie den Bauch ein, kneifen sie Augen und Lippen zusammen, drücken Sie die Füße in den Boden und halten Sie den Atem an. Lösen Sie alle Spannung (auch die Fäuste!) mit dem Ausatmen.

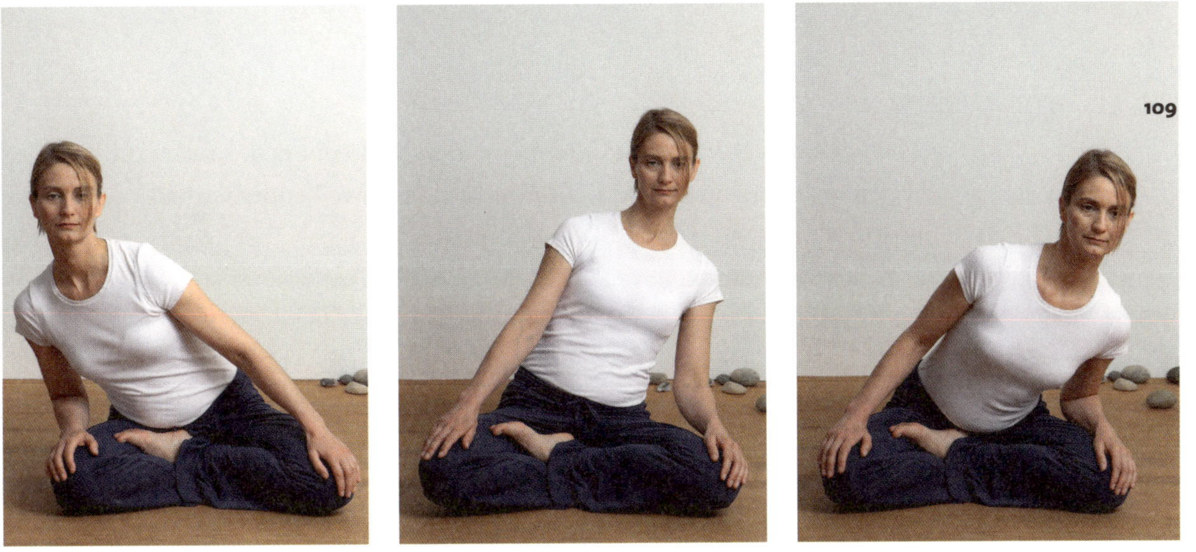

Sufikreise 1+2+3

SUFIKREISE

Setzen Sie sich im Schneidersitz auf den Boden. Sie können die Übung mit ähnlicher Wirkung auch im Sitzen auf einem Hocker ausführen. Legen Sie die rechte Hand auf das rechte Knie und die linke Hand auf das linke Knie. Beschreiben Sie nun mit Ihrem gestreckten Oberkörper große Kreise um den Unterkörper herum. Neigen Sie den Rumpf dabei aus dem Hüftgelenk. Ihre Wirbelsäule sollte vollkommen gerade bleiben und das Becken unbewegt auf dem Boden ruhen.

Legen Sie sich auf den Rücken. Aktivieren Sie den Beckenboden, saugen Sie ganz leicht den unteren Bauch an die Wirbelsäule, um Ihre Lendenwirbelsäule zu schützen.

Ziehen Sie mit dem Einatmen das rechte Knie an die Brust.

Strecken Sie mit dem Ausatmen das Bein mit der Ferse voran zur Decke.

Ziehen Sie mit dem Einatmen das Knie zurück an die Brust.

Strecken Sie schließlich Ihr Bein mit einer Bewegung zurück auf den Boden, als würden Sie einen Widerstand mit dem Fuß von sich wegschieben.

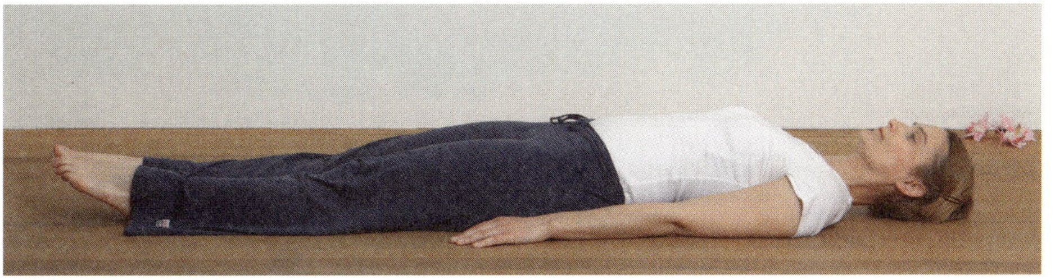

Beinübungen 1–5

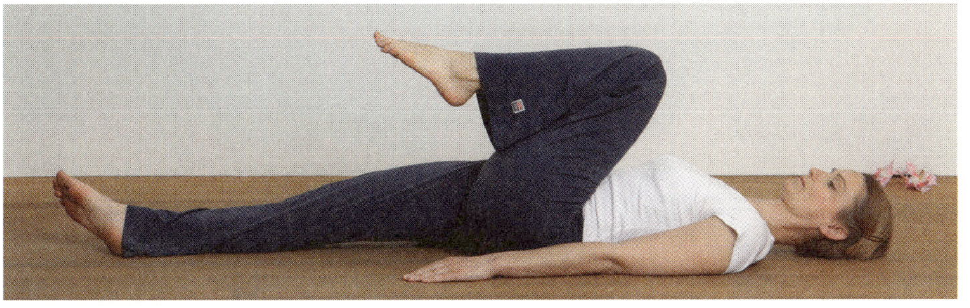

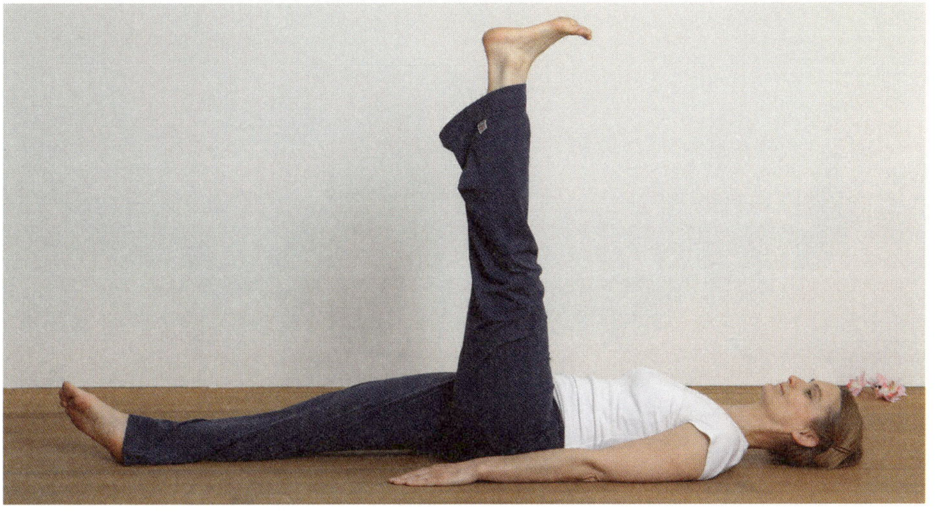

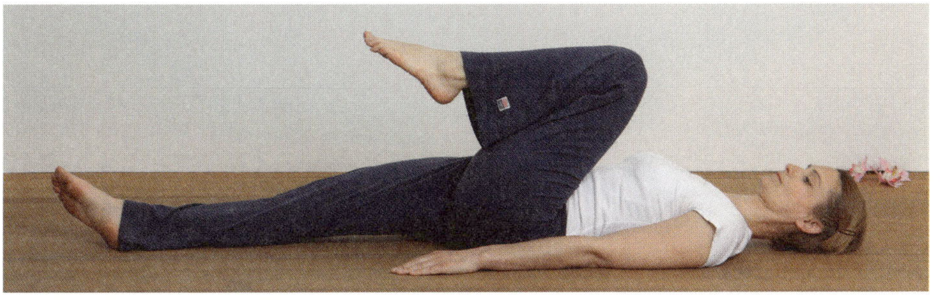

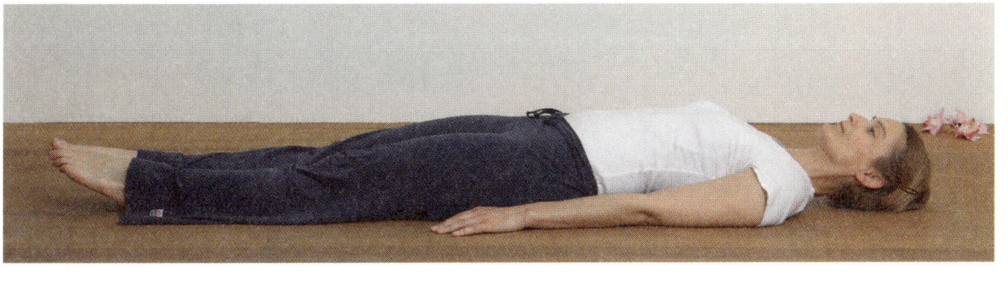

VENENPUMPE

Stehen Sie in Tadasana. Kommen Sie mit dem Einatmen nach oben auf die Zehenspitzen. Rollen Sie mit dem Ausatem Ihre Füße ab. Lassen Sie Ihre Knie während der Übung leicht gebeugt, lösen Sie die Zehenspitzen nicht vom Boden.

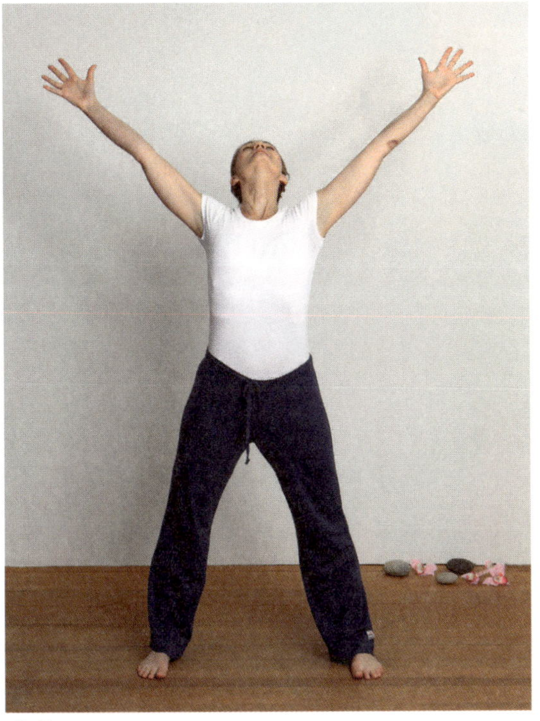

Sonne

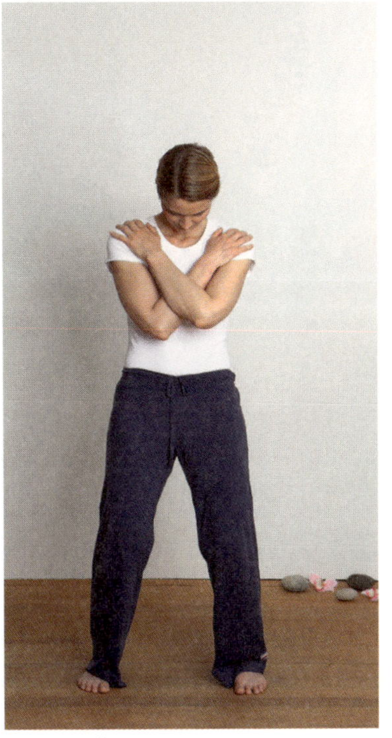

Mond

SONNE UND MOND

Kommen Sie in Tadasana. Atmen Sie einmal tief ein, und strecken Sie dabei die Arme leicht diagonal weit nach oben. Spreizen Sie dabei die Finger. Heben Sie leicht den Kopf, so dass Sie nach oben schauen können. Stehen Sie so in alle Richtungen weisend wie eine kindlich gezeichnete Sonne.

Lassen Sie mit dem Ausatmen die Arme sinken, kreuzen Sie die Arme vor der Brust, so dass Sie die linke Hand auf die rechte Schulter legen können und die rechte auf die linke. Gehen Sie leicht in die Knie. Lassen Sie auch die Schultern leicht nach vorne sinken, und runden Sie die Wirbelsäule, so dass das Kinn auf die Brust sinken kann.

Wechseln Sie im Atemrhythmus einige Male zwischen den Positionen hin und her.

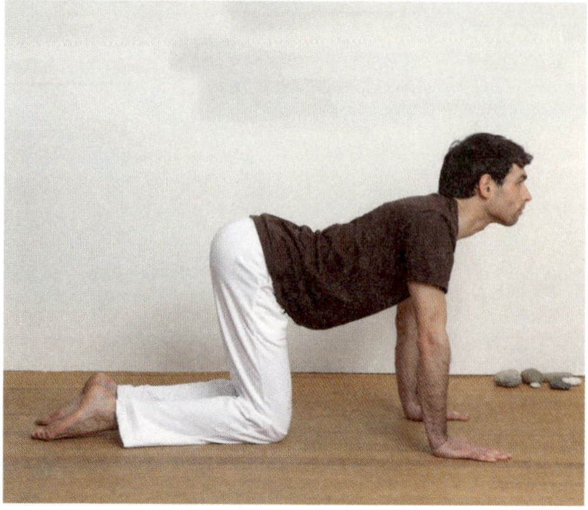

Katze – Einatmen

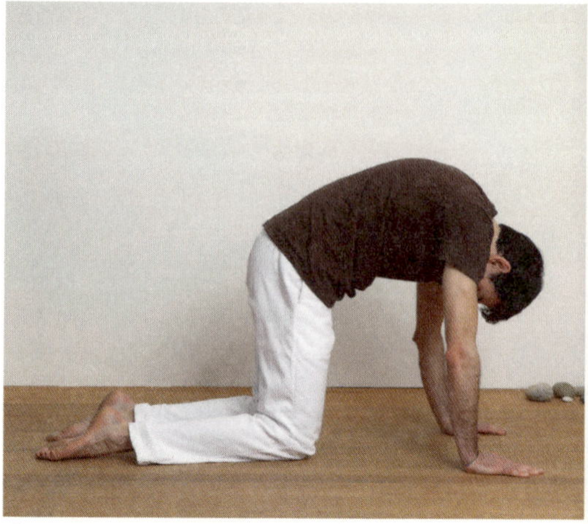

Katze – Ausatmen

KATZE

Kommen Sie in den Vierfüßlerstand. Rollen Sie Ihre Wirbelsäule mit dem Einatmen Wirbel für Wirbel in ein Hohlkreuz. Achten Sie darauf, dass Sie auch Ihr Brustbein mit Muskelkraft lang ziehen.

Kommen Sie nun mit dem Ausatmen Wirbel für Wirbel in einen Katzenbuckel. Achten Sie darauf, dass Ihre Schultern während der ganzen Übung den größtmöglichen Abstand zu den Ohren halten.

Verbinden Sie die Bewegung mit Ihrer Atmung, so dass Atem und Bewegung wie eine Wellenbewegung fließen.

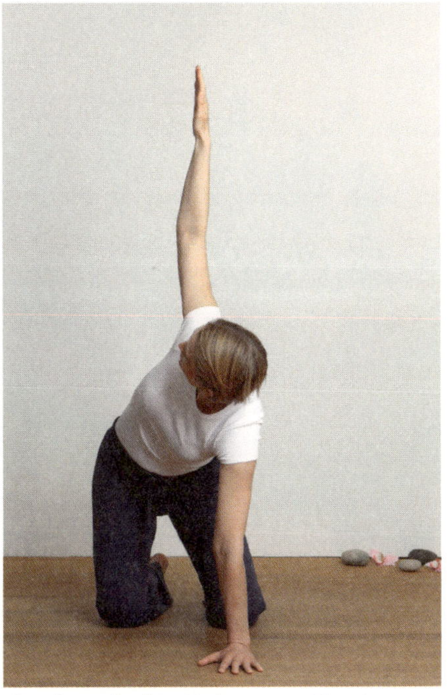

Die gedrehte Dehnung – Einatmen

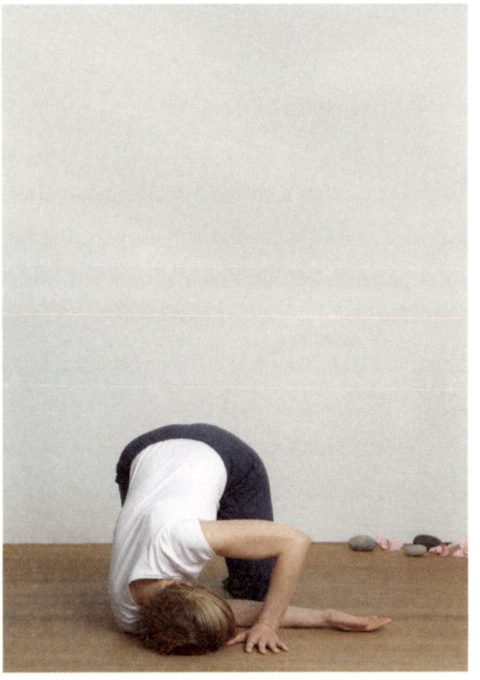

Die gedrehte Dehnung – Ausatmen

GEDREHTE DEHNUNG

Kommen Sie in den Vierfüßlerstand. Drehen Sie sich mit dem Einatmen zur rechten Seite und strecken Sie Ihren rechten Arm weit nach oben. Drücken sie die linke Hand in den Boden, während Sie sich in Ihrer Vorstellung an der rechten Hand nach oben ziehen.

Führen Sie mit dem Ausatmen die rechte Hand unter der linken Schulter durch zum Boden, legen Sie die rechte Schulter und die rechte Schläfe auf dem Boden ab. Entspannen Sie auch die rechte Hand. Ihr Blick richtet sich auf den linken Oberschenkel. Wiederholen Sie die Rotation einige Male, und wechseln Sie dann die Seiten.

Im Yoga wird unterschieden zwischen den Mobilisierungsübungen, die den Körper behutsam auf die Bewegung vorbereiten, und den Aufwärmübungen, denen ein fester Bewegungsablauf zugrunde liegt. Um Verletzungen vorzubeugen, beginnt die Übungspraxis mit einigen Mobilisierungsübungen. Anschließend werden die Aufwärmübungen praktiziert. Erst dann folgen die Asanas, die verschiedenen Positionen.

Wenn Sie sich im Alltag wenig bewegen, kann es sein, dass der Sonnengruß, die klassische Aufwärmübung im Yoga, zu schwierig ist. Verzichten Sie dann nicht auf das Aufwärmen, wählen Sie eine einfachere Aufwärmübung wie den kleinen Sonnengruß oder die bewegte Schulterbrücke.

Der kleine Sonnengruß – Ablauf

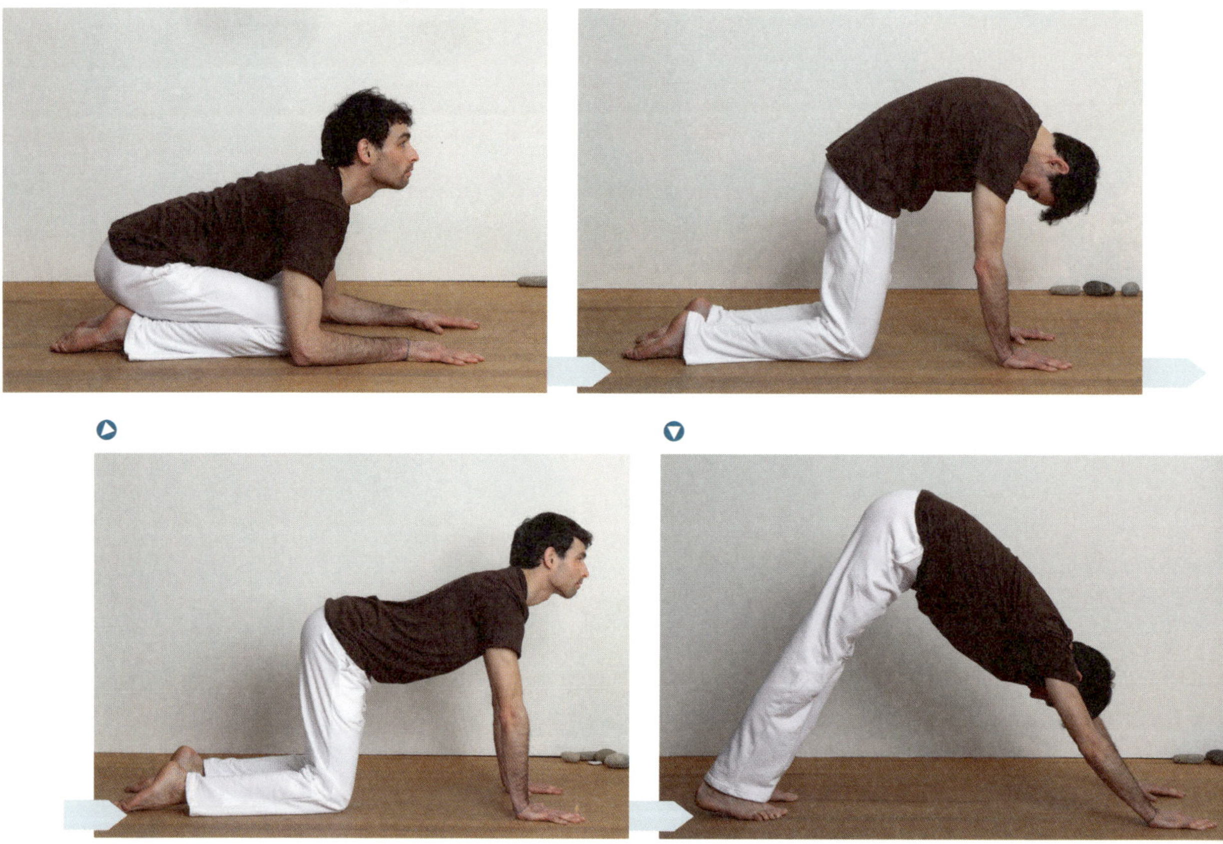

Kommen Sie zum Knien, lassen Sie dabei Ihr Gesäß so weit wie möglich auf die Fersen sinken, beugen Sie sich vor, so dass die Stirn Richtung Boden sinkt. Legen Sie die Hände schulterbreit so auf den Boden, dass die Unterarme flach aufliegen. Heben Sie mit dem Einatmen den Kopf, strecken Sie Nacken und Wirbelsäule.

Kommen Sie mit dem Ausatmen in den Vierfüßlerstand, die Hände senkrecht unter den Schultern, die Knie hüftweit unter dem Becken. Machen Sie einen Katzenbuckel. Ziehen Sie dabei den unteren Bauch an die Wirbelsäule heran, der Nacken ist entspannt. Achten Sie darauf, dass Ihre Schultern während der ganzen Übung den größtmöglichen Abstand zu den Ohren halten.

Rollen Sie mit dem Einatmen Ihre Wirbelsäule, vom Steißbein ausgehend Wirbel für Wirbel in ein Hohlkreuz. Achten Sie darauf, dass Sie auch Ihr Brustbein aktiv lang ziehen.

Stellen Sie mit dem Ausatmen die Füße auf. Als wollten Sie sich mit den Händen vom Boden weg auf die Füße stemmen, strecken Sie die Arme und schieben Sie Ihr Körpergewicht Richtung Füße. Ziehen Sie die Schultern weg von den Ohren, lassen Sie den Kopf hängen, strecken Sie Ihre Wirbelsäule lang, beugen Sie die Knie so weit wie nötig, um den Rücken in eine gerade Position zu bringen. Verteilen sie das Gewicht gleichmäßig auf Hände und Füße. Schieben Sie Ihre Sitzbeinhöcker weit nach oben, und dehnen Sie so die gesamte Körperrückseite im herabschauenden Hund.

Setzen Sie mit dem Einatmen die Knie auf, kommen Sie in den Vierfüßlerstand und hier Wirbel für Wirbel in ein Hohlkreuz.

Lassen Sie mit dem Ausatmen Ihr Gesäß auf die Fersen sinken und die Stirn auf den Boden.

Strecken Sie mit dem Einatmen den Rücken, heben Sie den Kopf, und wiederholen Sie den Ablauf.

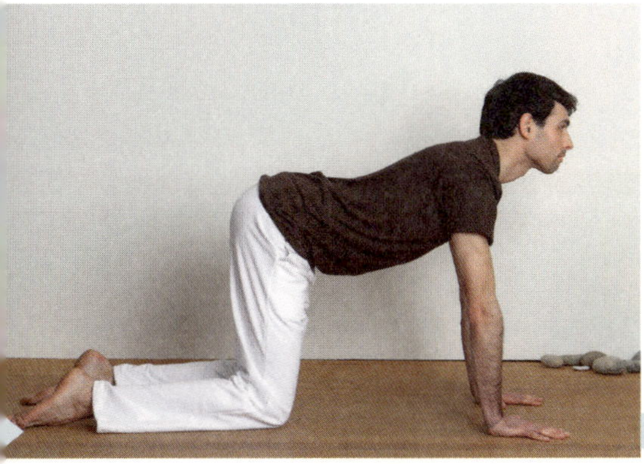

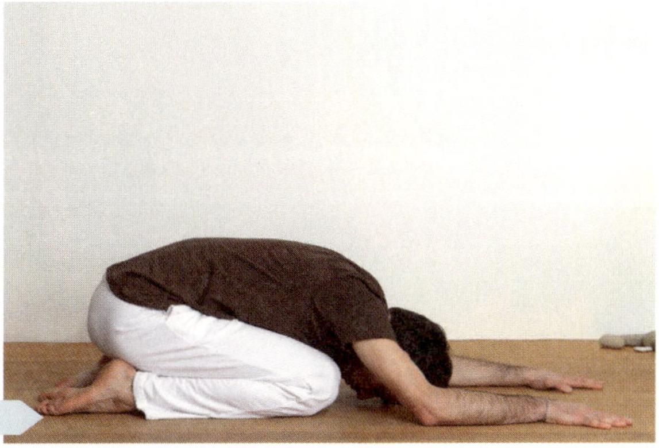

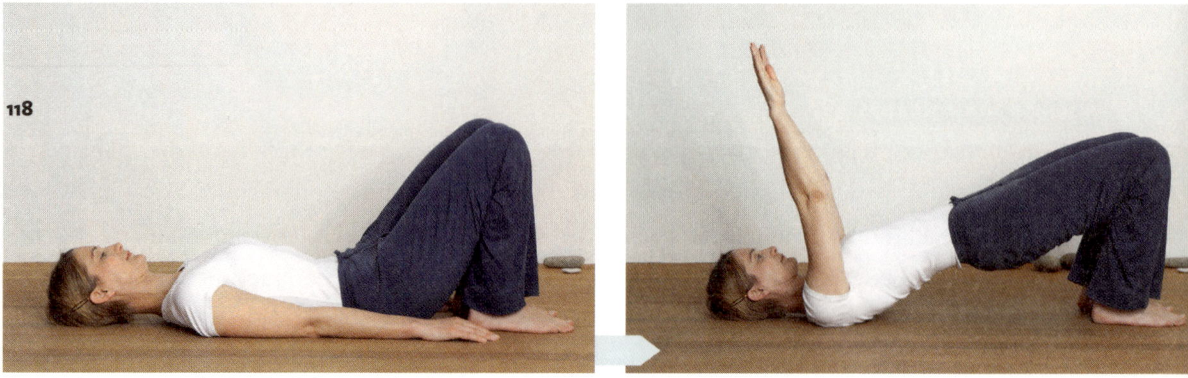

▷ **Die bewegte Schulterbrücke – Ablauf** △

BEWEGTE SCHULTERBRÜCKE

Legen Sie sich auf den Rücken, und stellen Sie die Füße hüftweit auf, so dass die Fersen etwa senkrecht unter den Knien stehen. Legen Sie die Hände neben der Hüfte ab, die Handflächen auf dem Boden. ▷

Heben Sie mit dem Einatmen das Becken auf Kniehöhe. Die Füße, auch die Großzehballen, bleiben am Boden. Die Knie sollten nicht nach außen ausweichen. Heben Sie gleichzeitig die Arme, lassen Sie diese wie beim Rückenschwimmen weit hinter den Kopf sinken. Achten Sie darauf, dass Atem und Bewegung in gleichem Tempo und gleicher Intensität fließen. △ + ▽

Lassen Sie mit dem Ausatmen das Becken Wirbel für Wirbel wieder auf den Boden sinken, und holen Sie die Arme zurück neben den Körper. ▷

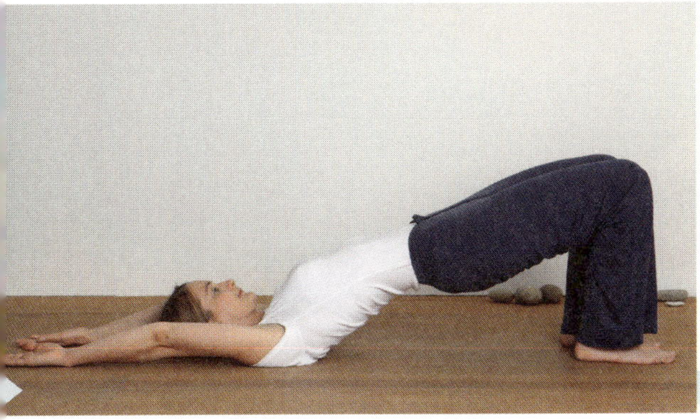

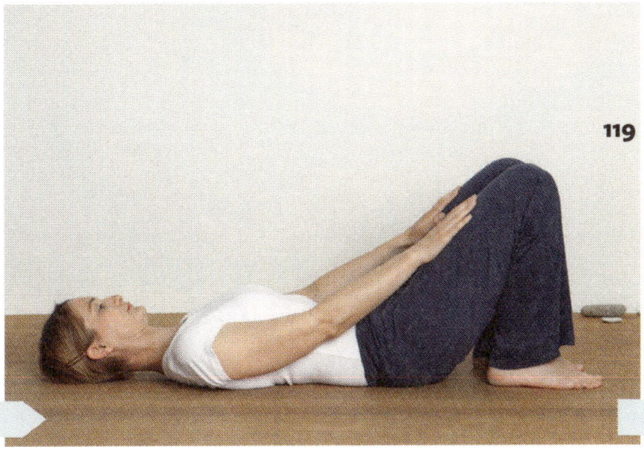

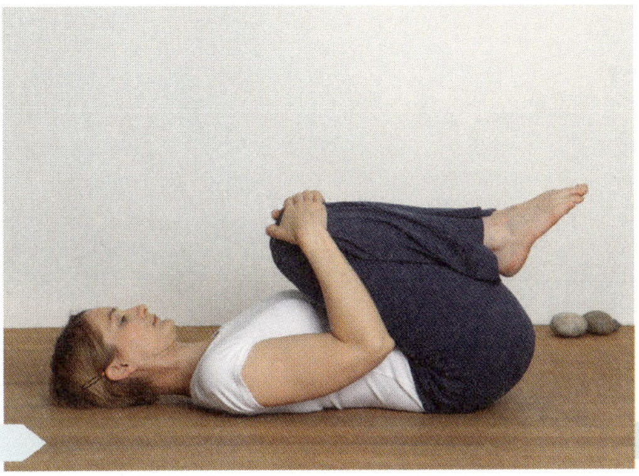

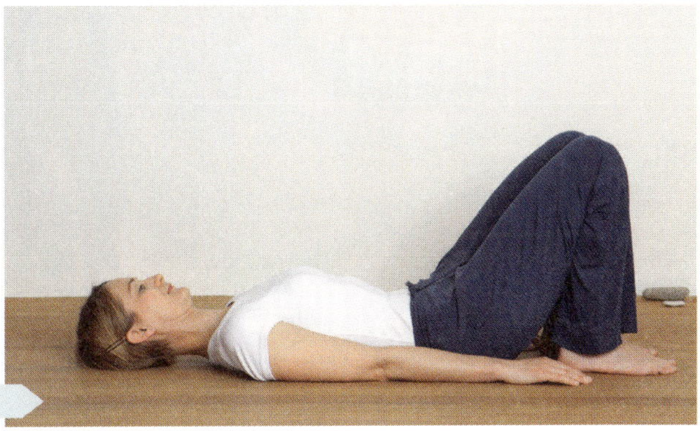

Ziehen Sie mit dem Einatmen die Knie an die Brust, legen Sie die rechte Hand auf das rechte Knie, die linke Hand auf das linke Knie, und unterstützen Sie mit den Händen die Bewegung der Knie zur Brust, so dass sich die Lendenwirbelsäule rundet.

Stellen Sie mit dem Ausatmen die Füße wieder hüftweit auf, so dass die Fersen etwa senkrecht unter den Knien stehen. Legen Sie die Hände wieder neben das Becken.

Wiederholen Sie den Ablauf drei- bis fünfmal, kommen Sie dann in Savasana, und beobachten Sie achtsam Ihr Erleben nach der Übung.

Nutzen Flexibilisiert die Wirbelsäule, lindert Rückenschmerzen durch die Entspannung der gesamten rumpfaufrichtenden Muskulatur; dehnt sanft den Nacken und den unteren Rücken, fördert die Versorgung der Bandscheiben; harmonisiert die Atmung und das autonome Nervensystem.

Nicht ausführen oder Vorsicht bei: akuten oder stark degenerativen Erkrankungen der Wirbelsäule, bei stark erhöhtem Blutdruck und in der letzten Phase der Schwangerschaft.

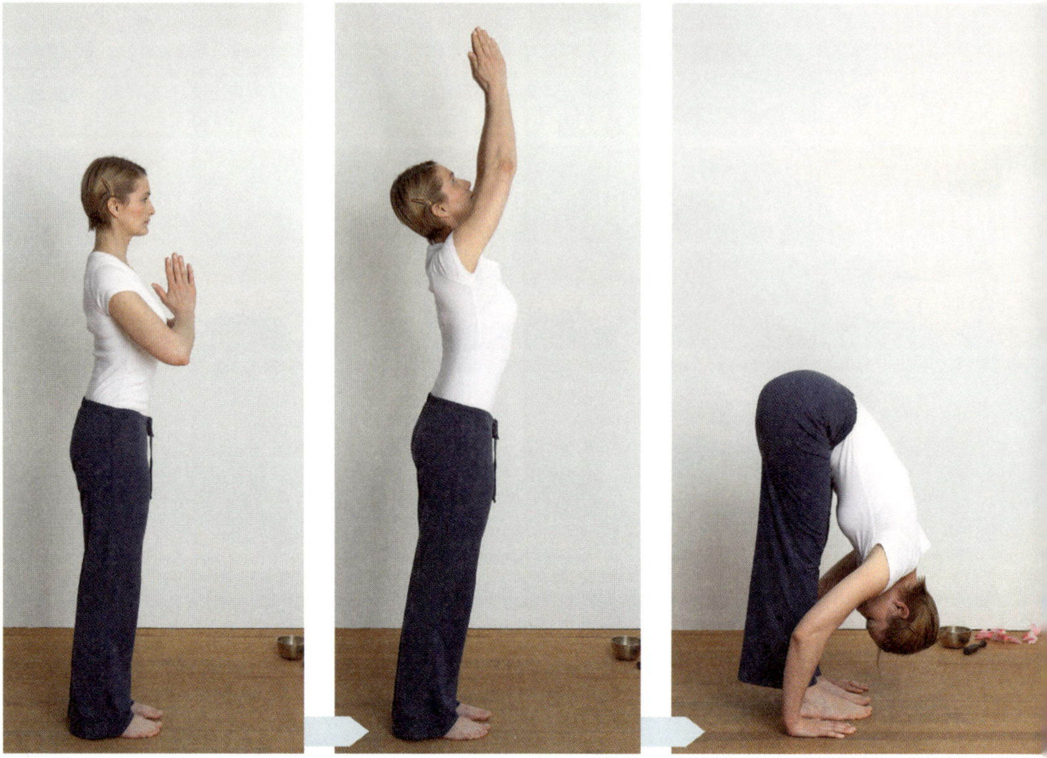

Sivananda Sonnengruß – Ablauf

SIVANANDA-SONNENGRUSS – SURIA NAMASKARA

Stehen Sie in Tadasana, und atmen Sie ein. Führen Sie mit dem Einatmen die Hände in Gebetshaltung vor der Brust zusammen.

Heben Sie mit dem Einatmen die Arme, ziehen Sie sich an den Fingerspitzen weit nach oben, strecken Sie Ihre Wirbelsäule und senken Sie die Schultern.

Beugen Sie sich mit geradem Rücken vor, bis Sie merken, dass der Rücken sich zu runden beginnt, beugen Sie dann die Knie so weit, dass Sie die Hände fest neben den Füßen absetzen können, führen Sie die Stirn zu den Knien.

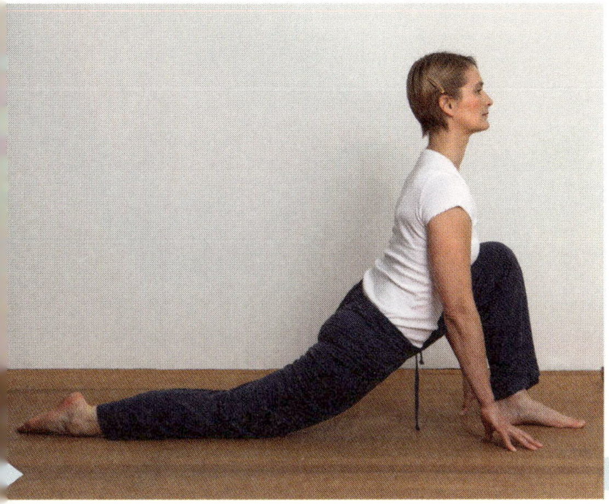

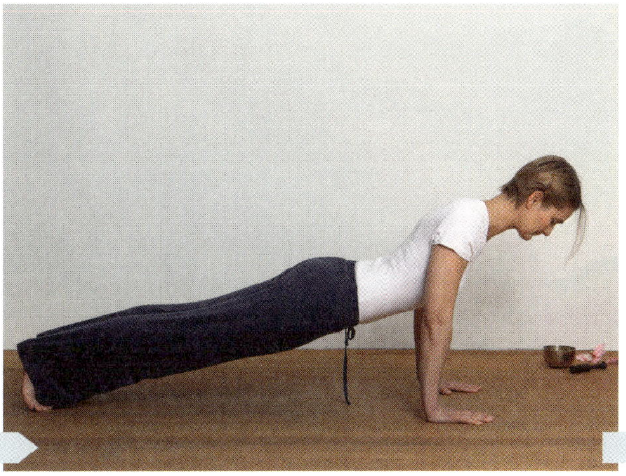

Setzen Sie mit dem Einatmen den rechten Fuß weit zurück, setzen Sie auch das Knie am Boden ab, heben Sie den Blick, ziehen Sie die Schultern nach hinten und unten.

Halten Sie den Atem an. Kommen Sie in eine Liegestütz-Position.

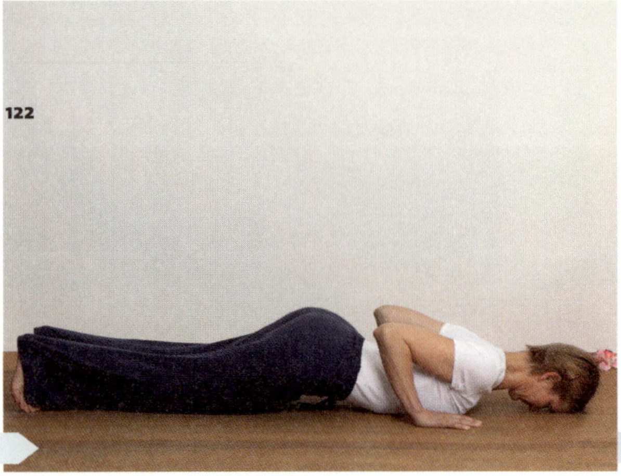

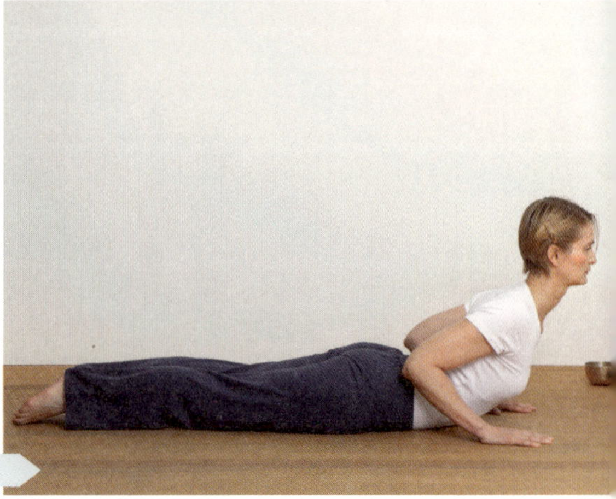

Drücken Sie mit dem Ausatmen die Ellenbogen an den Brustkorb, und senken Sie sich ab in die Acht-Punkte-Position: Knie, Brust, Stirn sind am Boden, das Schambein bleibt leicht angehoben.

Legen Sie mit dem Einatmen den Körper erst flach ab und strecken Sie sich dann vom Bauchnabel ausgehend. Dehnen Sie Ihr Brustbein, heben Sie Brustkorb und Kopf vom Boden in die Kobra (→ Seite 158). Ziehen Sie die Schultern nach hinten und unten zurück, die Oberarme bleiben gegen den Brustkorb gepresst.

Stellen Sie mit dem Ausatmen die Füße auf. Als wollten Sie sich mit den Händen vom Boden weg auf die Füße stemmen: Strecken Sie die Arme und schieben Sie Ihr Körpergewicht in Richtung Füße. Ziehen Sie die Schultern weg von den Ohren, lassen Sie den Kopf hängen, strecken Sie Ihre Wirbelsäule lang, beugen Sie die Knie so weit wie nötig, um den Rücken in eine gerade Position zu bringen. Verteilen Sie das Gewicht gleichmäßig auf Hände und Füße. Schieben Sie Ihre Sitzbeinhöcker weit nach oben und dehnen Sie so die gesamte Körperrückseite im herabschauenden Hund.

Setzen Sie mit dem Einatmen das linke Knie auf den Boden, setzen Sie den rechten Fuß zwischen die Hände, strecken Sie die Wirbelsäule, heben Sie Ihr Herz und senken Sie die Schultern. Heben Sie den Blick.

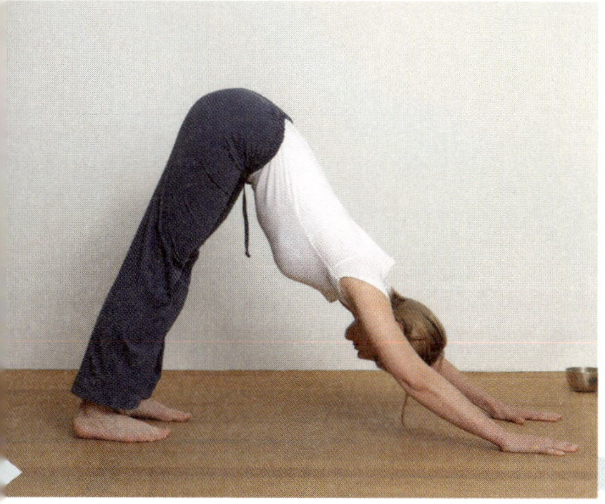

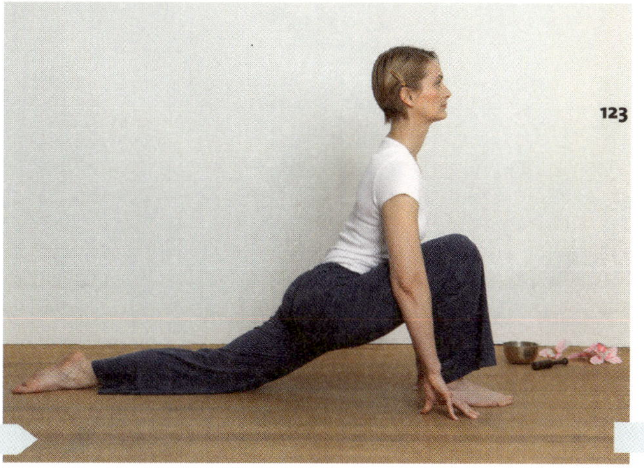

Setzen Sie mit dem Ausatmen auch den linken Fuß zwischen die Hände. Die Knie bleiben gebeugt, strecken Sie die Sitzbeinhöcker nach oben, so dass der Rücken gerade ist.
Lösen Sie mit dem Einatmen die Hände vom Boden, strecken Sie die Beine, heben Sie die Arme neben die Ohren, ziehen Sie sich an den Fingerspitzen mit geradem Rücken nach oben. Strecken Sie Ihren ganzen Körper in die Länge.
Lassen Sie mit dem Ausatmen die Arme sinken.
Wiederholen Sie alles mit dem linken Fuß beginnend.

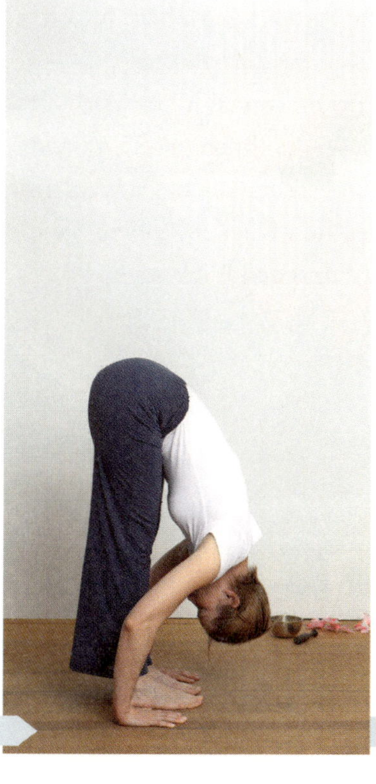

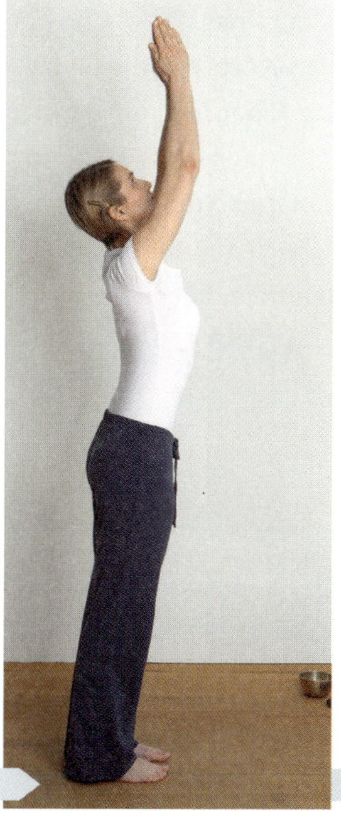

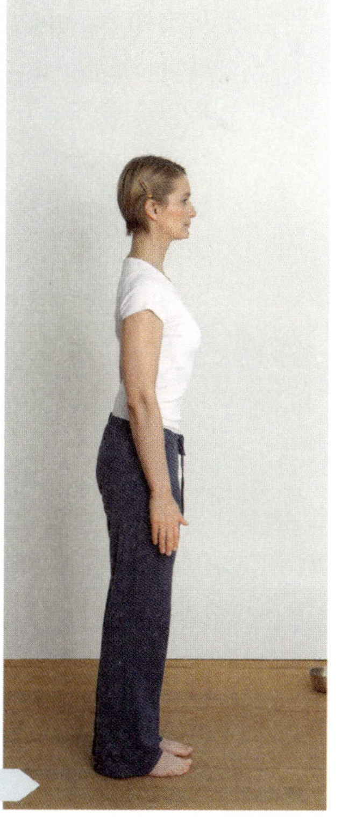

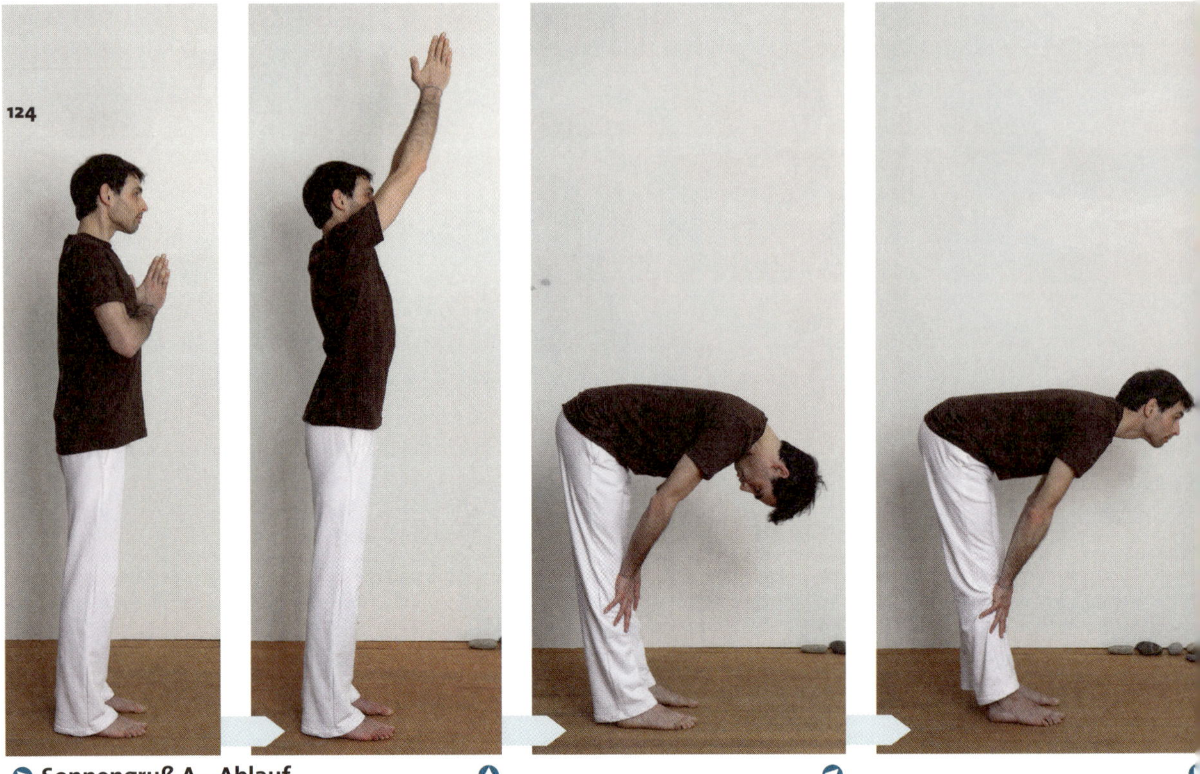

Sonnengruß A – Ablauf

SONNENGRUSS A – SURIA NAMASKARA A

Stehen Sie aufrecht, und führen Sie Ihre Hände in der Gebetshaltung vor Ihrer Brust zusammen.

Heben Sie mit dem Einatmen die Arme über die Seiten nach oben, und strecken Sie den gesamten Körper in die Länge. Senken Sie die Schultern.

Kommen Sie mit dem Einatmen mit geradem Rücken soweit in die Vorwärtsbeuge in den Stand, »Uttanasana« (→ Seite 138), wie es Ihnen möglich ist.

Legen Sie mit dem Einatmen die Hände auf die Oberschenkel, die Schienbeine oder den Boden. Dehnen Sie mit geraden Beinen den Rücken, ziehen Sie die Schultern weit nach hinten, heben Sie Ihren Kopf und den Blick.

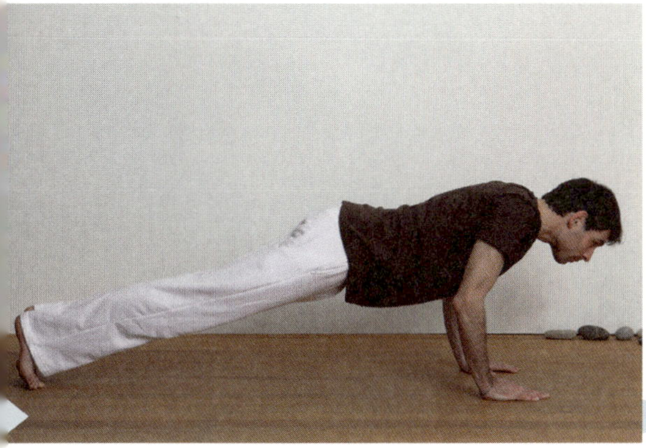

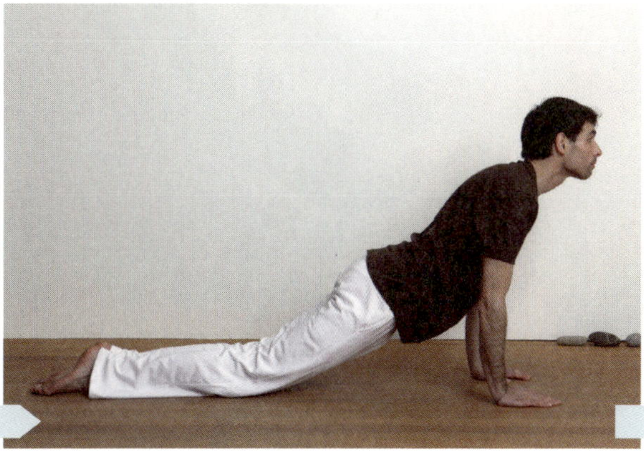

Legen Sie mit dem Ausatmen die Hände neben den Füßen ab, beugen Sie dafür wenn nötig die Knie. Kommen Sie in die Liegestützposition. Drücken Sie die Oberarme dicht an den Körper, während Sie die Ellenbogen beugen und sich zum Boden sinken lassen. (Wenn Sie die Kraft haben, halten Sie sich zwei Zentimeter über dem Boden)

Geben Sie sich einatmend mit den Zehen einen Impuls nach vorne, kommen Sie dabei mit dem Oberkörper soweit vor, dass die Hände auf Höhe der Rippenbögen sind. Legen Sie die Fußrücken auf den Boden. Heben Sie den gesamten Körper vom Boden, in den heraufschauenden Hund. Saugen Sie den unteren Bauch an die Wirbelsäule heran, ziehen Sie unbedingt die Schultern weit nach unten und zurück, und heben Sie Ihr Herz. Wenn Sie Ihr Gewicht so nicht halten können, lassen Sie die Knie am Boden.

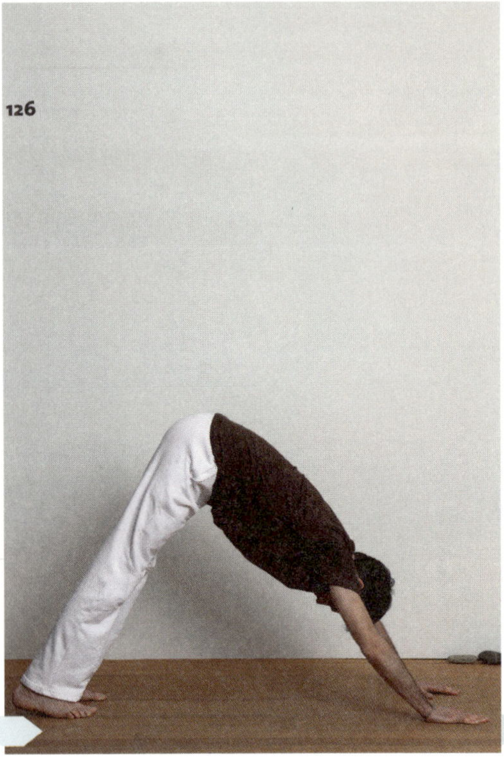

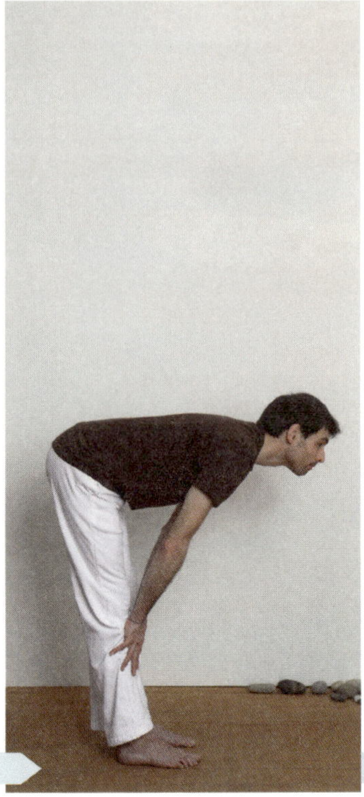

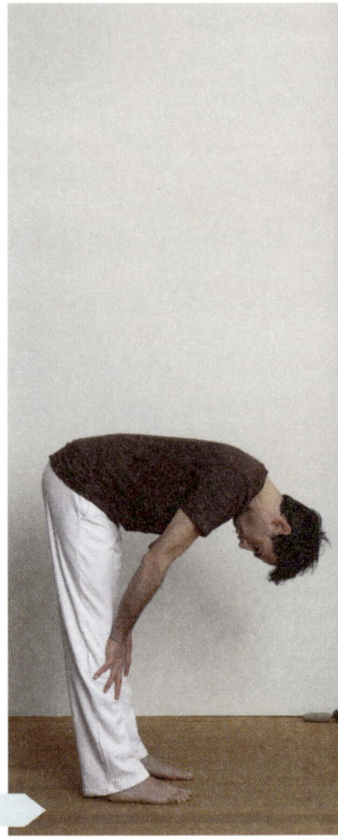

Stellen Sie mit dem Ausatmen die Füße auf. Als wollten Sie sich mit den Händen vom Boden weg auf die Füße stemmen: Strecken Sie die Arme und schieben Sie Ihr Körpergewicht in Richtung Füße. Ziehen Sie die Schultern weg von den Ohren, lassen Sie den Kopf hängen, strecken Sie Ihre Wirbelsäule lang, beugen Sie die Knie so weit wie nötig, um den Rücken in eine gerade Position zu bringen. Verteilen Sie das Gewicht gleichmäßig auf Hände und Füße. Schieben Sie Ihre Sitzbeinhöcker weit nach oben, und dehnen Sie so die gesamte Körperrückseite im herabschauenden Hund.

Kommen Sie mit dem Einatmen mit den Füßen zwischen die Hände zurück. Legen Sie Ihre Hände auf die Oberschenkel, die Schienbeine oder den Boden. Strecken Sie mit geraden Beinen den Rücken, heben Sie Ihren Kopf und den Blick, ziehen Sie die Schultern weit nach hinten.

Kommen Sie mit dem Ausatmen mit geradem Rücken in die Vorwärtsbeuge im Stand, lassen Sie den Kopf hängen.

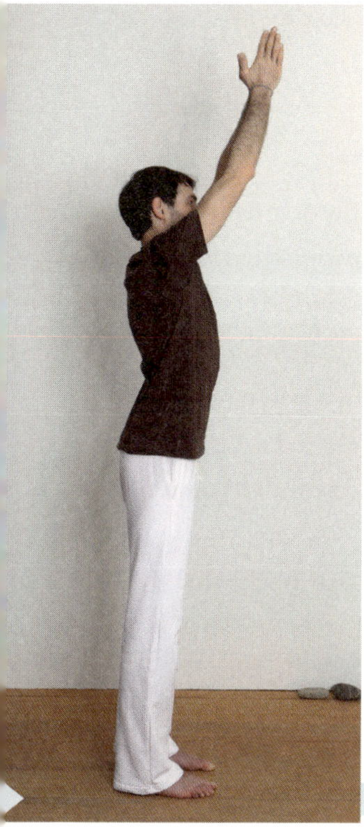

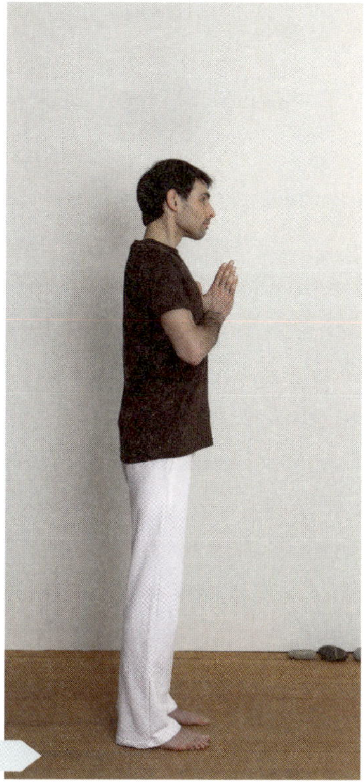

Richten Sie sich mit dem Einatmen auf, strecken Sie dabei beide Arme über die Seiten weit nach oben.

Führen Sie mit dem Ausatmen die Hände in Gebetshaltung vor der Brust zusammen.

Asana heißen die Körperpositionen, die gehalten werden. Sie kräftigen die Muskulatur und lassen sie gleichzeitig flexibler werden, sie ermöglichen zu lernen, dass wir uns nicht in automatischen Mustern bewegen, sondern bewusst und kontrolliert. Immer werden die Asana von einer bewussten Atmung geführt. Sie haben bereits gelesen, dass die Yogapositionen im Gleichgewicht von Kraft und Leichtigkeit ausgeführt werden. Und auch, dass jede Asana in drei Phasen praktiziert wird: dem achtsamen Hineingehen, dem achtsamen Halten und dem achtsamen Auflösen.

Die unterschiedlichen Positionen lenken den Fokus der Aufmerksamkeit auf unterschiedliche Körperregionen. Nach einer ausgewogenen Asana-Praxis ist so der ganze Körper in unserem Bewusstsein.

HELD 1 – VIRABHADRASANA 1

Nehmen Sie die Berghaltung, Tadasana, ein. Setzen Sie den rechten Fuß einen großen Schritt zurück. Drehen Sie den rechten Fuß dabei etwa 45 Grad nach außen. Drücken Sie die rechte Ferse fest in den Boden. Beugen Sie das linke Knie, es sollte senkrecht über Ihrem Fußgelenk stehen. Richten Sie Ihre Hüfte gerade nach vorne aus, die rechte Hüftseite zieht dabei leicht nach vorne, die linke leicht nach hinten.

Heben Sie den Beckenboden, und ziehen Sie den unteren Bauch leicht an die Wirbelsäule heran. Breiten Sie beide Arme aus, und führen Sie diese mit dem Einatmen über die Seiten weit nach oben. Legen Sie die Handflächen gegeneinander, und senken Sie mit dem Ausatmen Ihre Schultern. Wenn Sie nach oben schauen, sollten Sie Ihre Daumen sehen können.

Atmen Sie tief und ruhig. Stellen Sie sich dabei vor, dass Sie mit jedem Einatmen weit über sich hinauswachsen und dass Sie sich mit jedem Ausatmen fest im Boden verankern.

Bleiben Sie etwa fünf Atemzüge in dieser Position, und wechseln Sie dann die Seiten. Kommen Sie abschießend zurück in Tadasana, und beobachten Sie achtsam Ihr Erleben.

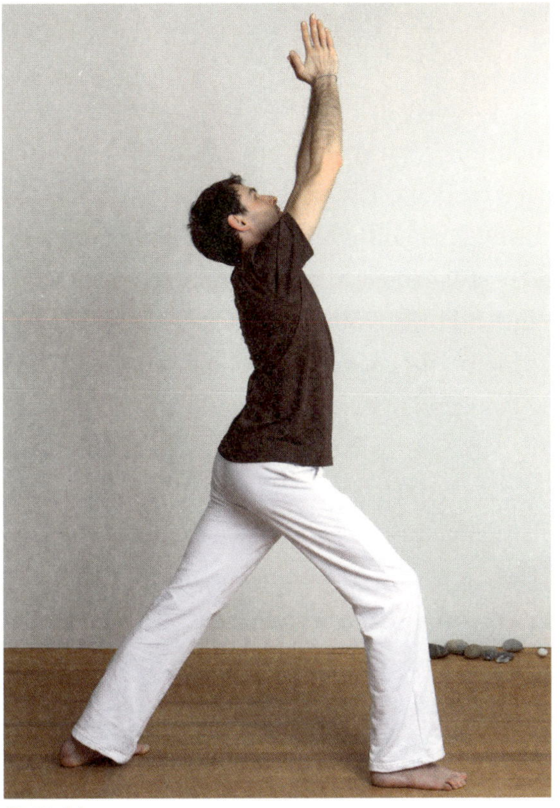

Held 1

Nutzen Vitalisiert, stärkt das Selbstbewusstsein und die Standfestigkeit. Kräftigt und dehnt die Muskulatur der Beine. Stärkt die rumpfaufrichtende Muskulatur.

Nicht ausführen oder Vorsicht bei: akuten Reizerscheinungen der Knie oder Hüftgelenke und bei Lumboischialgie, ein Schmerzsyndrom, das die Lendenwirbelsäule und den Ischiasnerv betrifft.

HELD 2 – VIRABHADRASANA 2

Nehmen Sie die Berghaltung, Tadasana, ein. Atmen Sie ein, drehen Sie sich nach rechts, und setzen Sie gleichzeitig den rechten Fuß in einer weiten Grätsche einen guten Meter zurück. Bringen Sie Ihre Füße in eine T-Position. Drehen Sie dafür die rechte Zehenspitze etwa 90 Grad nach außen, die rechte Ferse zeigt dann auf die Mitte des linken Fußgewölbes. Achten Sie darauf, dass das Knie senkrecht über der Ferse bleibt. Ihre Schultern sollten senkrecht über der Hüfte stehen, so dass es keine Rotation in der Wirbelsäule gibt. Heben Sie den Beckenboden, und saugen Sie den unteren Bauch leicht an, um Ihre Wirbelsäule zu schützen. Nehmen Sie das Dreieck wahr, dass aus Füßen und Körpermitte gebildet wird. Stellen Sie sich vor, dieses Dreieck wäre Ihr felsenhafter Sockel. Breiten Sie mit dem Einatmen die Arme aus. Stellen Sie sich vor, dass Sie mit dem Ausatmen die gestreckten Arme und die Schultern auf Ihrem Sockel ablegen, so dass die Schultern alle Spannung abgeben, während Sie die Arme, bis in die Fingerspitzen hinein, strecken. Drehen Sie nun den Kopf, und schauen Sie mit den Augen über den linken Mittelfinger konzentriert auf ein imaginäres Ziel. Der eigentliche Blick ruht im Körperzentrum.

Bleiben Sie etwa fünf Atemzüge in dieser Position, und wechseln Sie dann die Seiten. Kommen Sie abschießend zurück in Tadasana, und beobachten Sie achtsam Ihr Erleben.

Nutzen Vitalisiert, stärkt das Selbstbewusstsein und die Standfestigkeit. Kraft und Beweglichkeit in den Hüftgelenken und Beinen werden gefördert.

Nicht ausführen oder Vorsicht bei: akuten Reizerscheinungen der Knie oder Hüftgelenke und bei Lumboischialgie.

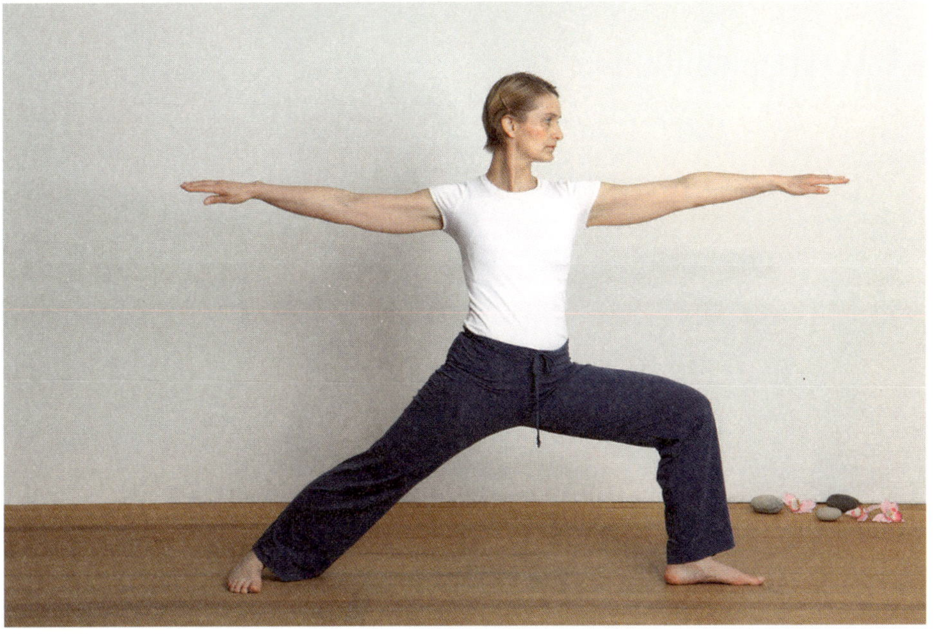

Held 2

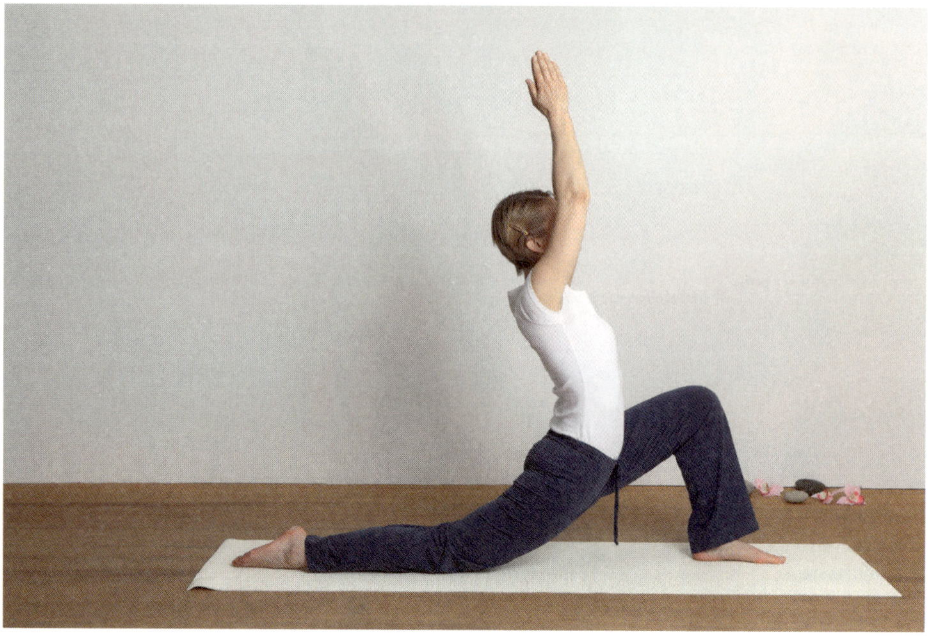

Der gestreckte Halbmond

GESTRECKTER HALBMOND – ANJANEYASANA

Knien Sie sich hin. Richten Sie sich dann kniend auf. Stellen Sie den rechten Fuß flach vor sich auf den Boden. Setzen Sie die Hände zunächst neben dem Fuß ab, und schieben Sie dann das linke Knie soweit zurück wie möglich. Heben Sie den Beckenboden, und saugen Sie den unteren Bauch leicht an, um Ihre Wirbelsäule zu schützen. Lösen Sie dann die Hände vom Boden, und führen Sie diese vor dem Herzen zur Gebetshaltung zusammen. Strecken Sie Ihre Wirbelsäule und Ihr Brustbein. Bleiben Sie für einige Atemzüge in dieser Haltung, bevor Sie die Arme weit nach oben strecken.

Atmen Sie tief und ruhig. Wechseln Sie dann die Seiten.

Kommen Sie abschließend in Tadasana oder Savasana. Beobachten Sie achtsam Ihr Erleben.

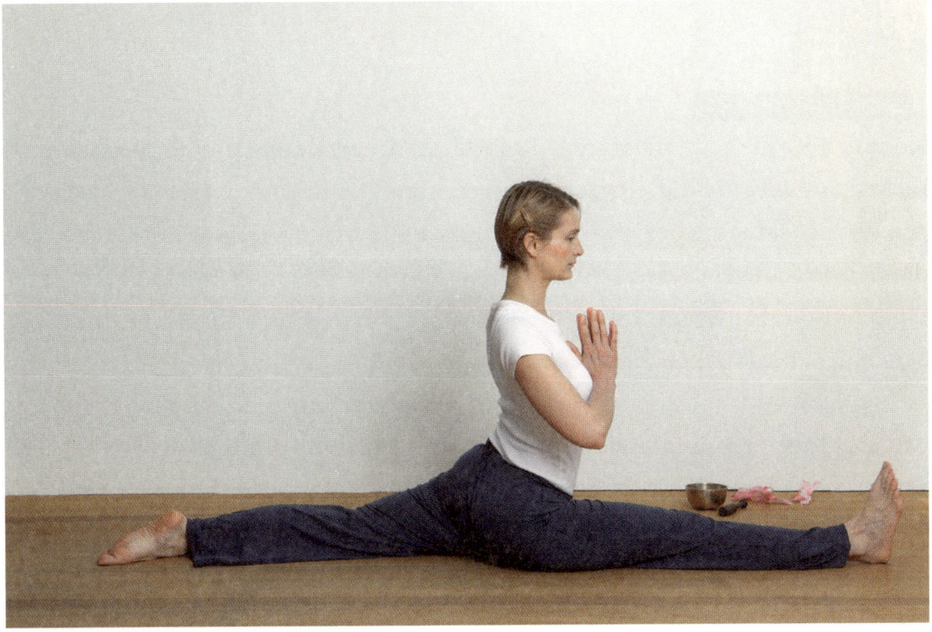

Spagat

Variante **Spagat – Anjaneyasana**

Führen Sie aus dem gestreckten Halbmond die Hände wieder in der Gebetshaltung vor dem Herzen zusammen, und setzen Sie die Hände neben dem aufgestellten Fuß am Boden ab. Stützen Sie sich auf die Hände, um den aufgestellten Fuß leicht vom Boden zu heben. Schieben Sie nun die Ferse nach vorn, bis Sie auch die Rückseite des vorderen Beines auf dem Boden ablegen können. Führen Sie dann die Hände wieder vor dem Herzen in der Gebetshaltung zusammen. Atmen Sie tief und ruhig.

Nutzen Kraft und Beweglichkeit in den Hüftgelenken und Beinen werden gefördert, stärkt und dehnt die rumpfaufrichtende Muskulatur. Fördert das Gleichgewicht und die Konzentration.

Nicht ausführen oder Vorsicht bei: akuten Reizerscheinungen der Knie oder Hüftgelenke und bei Lumboischialgie.

Kommen Sie in die Berghaltung, Tadasana. Atmen Sie ein, drehen Sie sich nach rechts, und setzen Sie gleichzeitig den rechten Fuß in einer weiten Grätsche einen guten Meter zurück. Bringen Sie Ihre Füße in eine T-Position. Drehen Sie dafür die rechte Zehenspitze etwa 90 Grad nach außen, die rechte Ferse zeigt dann auf die Mitte des linken Fußgewölbes. Breiten Sie Ihre Arme zu beiden Seiten aus, und senken Sie mit dem Ausatmen Ihre Schultern.

Stellen Sie sich vor, Sie lehnen mit dem Rücken an einer Wand. Halten Sie mit beiden Hüftseiten und Schultern Kontakt zu dieser vorgestellten Wand, und ziehen Sie sich zunächst an Ihrer rechten Hand weit zur Seite. Neigen Sie sich dann weit nach rechts, und setzen Sie Ihre Hand je nach Ihrer Beweglichkeit auf dem Oberschenkel oder dem Schienbein ab. Falls es Ihnen möglich ist, greifen Sie mit Zeige- und Mittelfinger von innen um den großen Zeh herum. Halten Sie mit der linken Schulter Kontakt zur imaginierten Wand. Stellen Sie sich vor, Sie würden Sich mit der linken Hand senkrecht nach oben ziehen, während Sie sich mit der rechten Hand an Ihrem Bein oder den Zehen festhalten. Schauen Sie auf den linken Daumen. Wenn Ihr Nacken dadurch zu stark belastet wird, schauen Sie auf den rechten großen Zeh. ▷

Heben Sie Ihr Herz. Atmen Sie einige Male tief und ruhig. Strecken Sie sich mit jedem Einatmen in alle Richtungen weit in den Raum hinein. Lösen Sie mit jedem Ausatmen alle Spannung, die nicht nötig ist. Ziehen Sie sich dann beim Einatmen mit der linken Hand zurück in die Ausgangsposition.

Setzen Sie die Füße parallel und wechseln Sie die Seiten.

Kommen Sie abschließend zurück in Tadasana und beobachten Sie achtsam Ihr Erleben.

Nutzen Stärkt die Beinmuskulatur, dehnt die Körperseiten. Flexibilisiert die Hüftgelenke. Dehnt die Wirbelsäule lateral. Zentriert den Körper und vitalisiert.

Nicht ausführen oder Vorsicht bei: akuten Rückenschmerzen, Reizerscheinungen der Hüfte und bei Lumboischialgie.

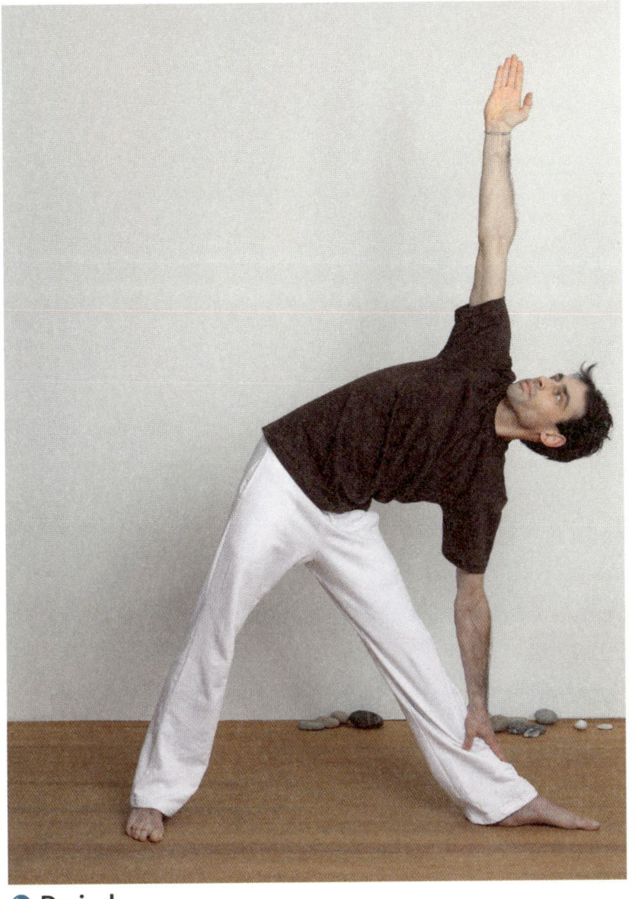

Dreieck

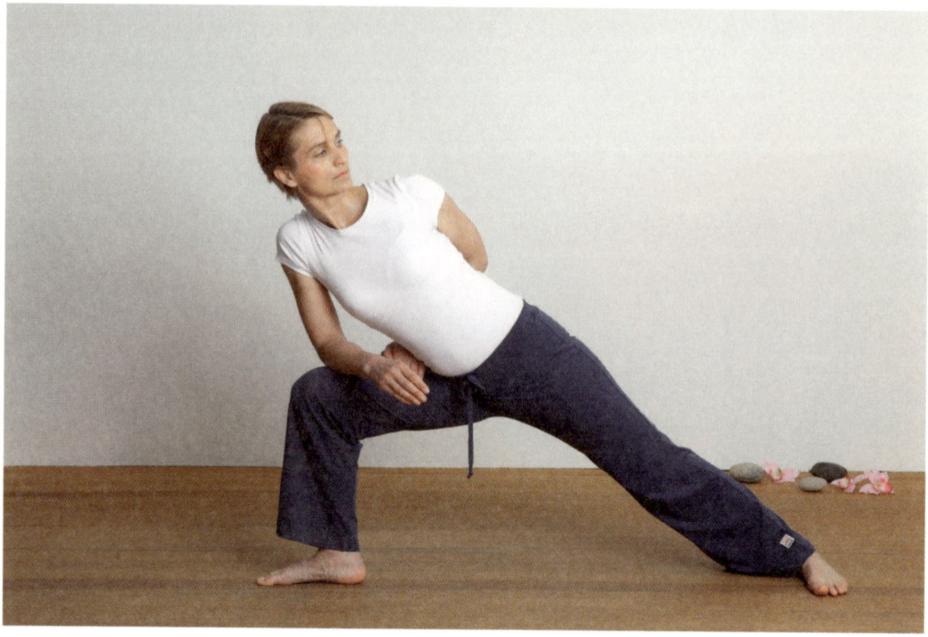

Die aufgestützte Flankendehnung

AUFGESTÜTZTE FLANKENDEHNUNG – UTTHITA PARSHVA KONASANA

Kommen Sie in die Berghaltung, Tadasana. Atmen Sie ein, drehen Sie sich nach rechts, und setzen Sie gleichzeitig den rechten Fuß in einer weiten Grätsche gut einen Meter zurück. Bringen Sie Ihre Füße in eine T-Position. Drehen Sie dafür die rechte Zehenspitze etwa 90 Grad nach außen, die rechte Ferse zeigt dann auf die Mitte des linken Fußgewölbes. Breiten Sie Ihre Arme zu beiden Seiten aus, und senken Sie mit dem Ausatmen Ihre Schultern.

Beugen Sie das rechte Knie um etwa 90 Grad, es sollte senkrecht über dem Knöchel stehen. Strecken Sie das linke Bein und pressen Sie die Außenkante des linken Fußes fest in den Boden. Stützen Sie sich nun mit dem rechten Unterarm auf dem rechten Oberschenkel auf. Greifen Sie mit dem linken Arm um den Rücken herum. Fassen Sie mit Ihrer linken Hand den Hosenbund oder die rechte Leistenbeuge.

Längen Sie ihr Brustbein. Dehnen Sie die gesamte linke Körperseite, so dass Sie eine gerade Linie bilden. Schauen Sie über die linke Schulter diagonal nach oben.

Atmen Sie tief und ruhig. Bleiben Sie etwa fünf Atemzüge in dieser Position. Wenn Sie die Kraft haben, kommen Sie direkt in die gestreckte Flankendehnung (→ Seite 137) oder wechseln Sie die Seiten.

Kommen Sie abschließend zurück in Tadasana, und beobachten Sie achtsam Ihr Erleben.

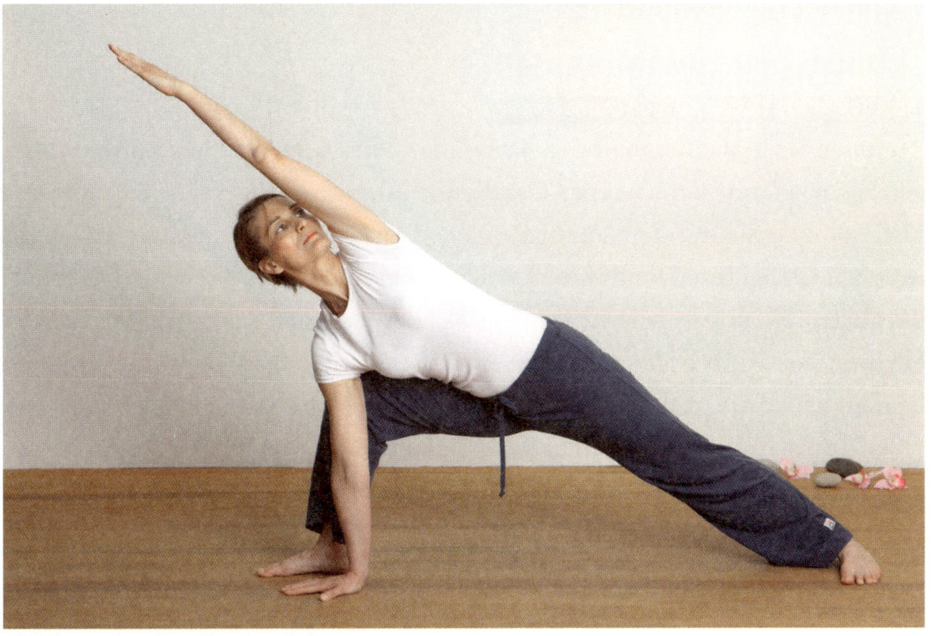

Die gestreckte Flankendehnung

GESTRECKTE FLANKENDEHNUNG – UTTHITA PARSHVA KONASANA

Kommen Sie in die Berghaltung, Tadasana. Atmen Sie ein, drehen Sie sich nach rechts, und setzen Sie gleichzeitig den rechten Fuß in einer weiten Grätsche einen guten Meter zurück.

Beugen Sie das rechte Knie um etwa 90 Grad, es sollte senkrecht über dem Knöchel stehen. Strecken Sie das linke Bein und pressen Sie die Außenkante des linken Fußes fest in den Boden. Fassen Sie mit der rechten Hand an die Innenseite des rechten Fußes, drücken Sie Arm und Unterschenkel gegeneinander. Strecken Sie den linken Arm in Verlängerung der linken Flanke in eine lange Diagonale. Dehnen Sie sich über die gesamte linke Körperseite bis in die Fingerspitzen hinein.

Bleiben Sie etwa fünf Atemzüge in dieser Position und wechseln Sie dann die Seiten. Kommen Sie abschließend zurück in Tadasana, und beobachten Sie achtsam Ihr Erleben.

Nutzen Kraft und Beweglichkeit in den Hüftgelenken und Beinen wird stark gefördert. Die Dehnung der seitlichen Rumpfmuskulatur unterstützt den tiefen Atem.

Nicht ausführen oder Vorsicht bei: bei akuten Reizerscheinungen der Knie oder Hüftgelenke und bei Lumboischialgie.

Kommen Sie in die Berghaltung, Tadasana. Öffnen Sie die Füße hüftbreit. Legen Sie die Hände flach auf das Gesäß, und atmen Sie ein. Heben Sie dabei Ihr Herz. Sinken Sie mit dem Ausatmen aus dem Hüftgelenk heraus nach vorn, lassen Sie dabei Ihre Hände entlang der Rückseite der Oberschenkel nach unten gleiten. Wenn Sie merken, dass Ihr Rücken sich zu runden beginnt, beugen Sie die Knie. Atmen Sie erneut ein, und strecken Sie dabei den Rücken noch einmal, heben Sie leicht den Kopf. Atmen Sie aus, und bringen Sie Bauch und Oberkörper mit sanftem Druck der Arme näher an die Oberschenkel heran, ziehen Sie das Kinn leicht an den Kehlkopf heran. Bleiben Sie etwa fünf Atemzüge in dieser Position, atmen Sie tief und ruhig. Stellen Sie sich vor, dass Sie mit jedem Einatmen Ihr Steißbein etwas weiter anheben, während Sie mit jedem Ausatmen alle unnötige Spannung lösen.

Wenn Ihre Beweglichkeit es zulässt, fassen Sie mit dem Zeigefinger von innen um Ihren großen Zeh. Atmen Sie ein, und strecken Sie noch einmal den Rücken. Heben Sie dabei leicht den Kopf. Atmen Sie aus, und sinken Sie mit der Schwerkraft noch etwas tiefer.

Ziehen Sie während der ganzen Übung die Kniescheiben leicht nach oben, so dass Sie Ihre Knie nicht überstrecken. Atmen Sie einige Male tief und ruhig. Lassen Sie mit jedem Ausatmen alle unnötige Spannung los, heben Sie aber durchgehend den Beckenboden.

Um die Position zu lösen, beugen Sie die Knie, stützen Sie die Hände in die Hüften, aktivieren Sie die Bauchmuskulatur und richten Sie sich mit sehr geradem Rücken auf. Kommen Sie in Tadasana, und beobachten Sie achtsam Ihr Erleben.

Nutzen Dehnt die gesamte Körperrückseite, löst Spannungskopfschmerzen und beruhigt.

Üben Sie die Position nicht oder Vorsicht bei: Herzschwäche oder behandlungsbedürftigem Bluthochdruck, bei Netzhautablösung, erhöhtem Augeninnendruck und bei Lumboischialgie.

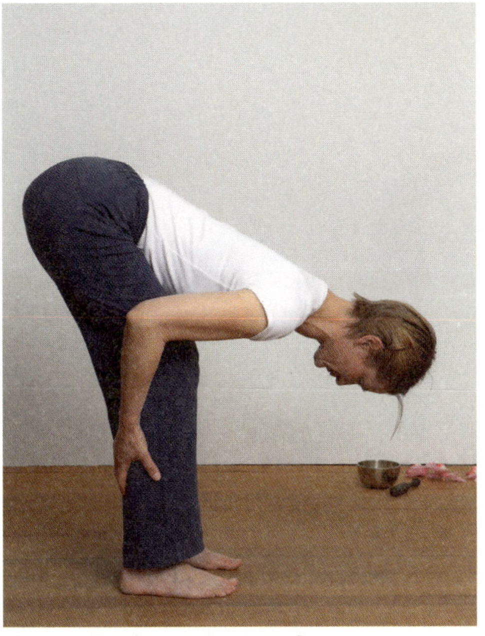

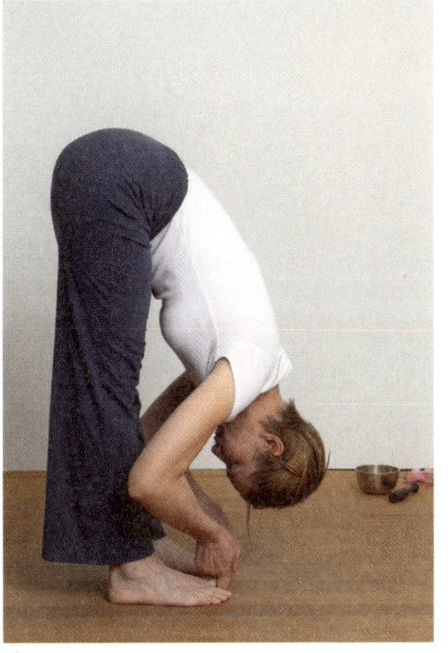

Vorwärtsbeuge im Stand

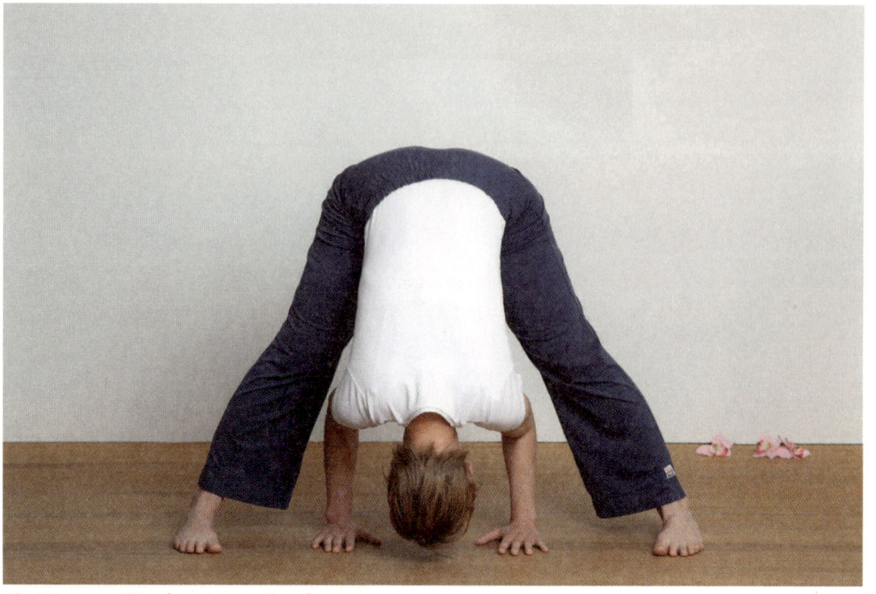

Die gegrätschte Vorwärtsbeuge

GRÄTSCHTE VORWÄRTSBEUGE – PRASARITA PADOTTANASANA

Kommen Sie in die Berghaltung, Tadasana. Öffnen Sie mit dem Einatmen Ihre Füße zu einer weiten Grätsche. Drücken Sie mit dem Ausatmen Ihre Füße fest in den Boden. Stützen Sie Ihre Hände in die Hüften und längen Sie mit dem Einatmen Ihre Wirbelsäule und Ihr Brustbein. Heben Sie den Beckenboden, und halten Sie ihn während der gesamten Übung. Beugen Sie sich mit dem Ausatmen aus der Hüfte heraus nach vorn. Wenn Sie bemerken, dass Ihre Wirbelsäule sich zu runden beginnt, beugen Sie leicht die Knie. Setzen Sie Ihre Hände oder Fingerspitzen auf dem Boden auf. Strecken Sie einatmend noch einmal Ihren Rücken. Sinken Sie ausatmend mit der Schwerkraft etwas tiefer, strecken Sie mit jedem Einatmen die Beine ein wenig weiter.

Atmen Sie einige Male tief und ruhig. Schließen Sie ausatmend die Füße in Tadasana. Beobachten Sie achtsam Ihr Erleben.

Variante Kommen Sie in die Berghaltung. Öffnen Sie mit dem Einatmen Ihre Füße zu einer weiten Grätsche. Drücken Sie mit dem Ausatmen Ihre Füße fest an den Boden. Falten Sie Ihre Hände hinter dem Rücken, strecken Sie die Arme und dehnen Sie mit dem nächsten Einatmen Ihre Wirbelsäule und Ihr Brustbein. Heben Sie den Beckenboden, und halten Sie ihn während der gesamten Übung. Beugen Sie sich mit dem Ausatmen aus der Hüfte heraus nach vorn. Wenn Sie bemerken, dass Ihre Wirbelsäule sich zu runden beginnt, beugen Sie leicht die Knie. Strecken Sie einatmend noch einmal Ihren Rücken. Sinken sie ausatmend mit der Schwerkraft etwas tiefer, strecken Sie mit jedem

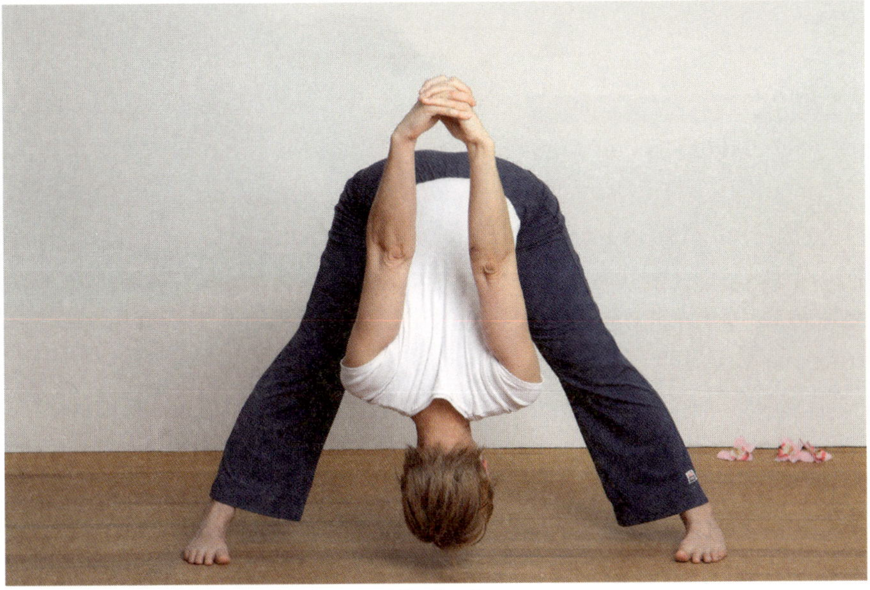

Die gegrätschte Vorwärtsbeuge – Variante

Einatmen die Beine ein wenig weiter. Wenn die Beweglichkeit Ihrer Schultern es zulässt, lösen Sie die Hände vom Gesäß, heben Sie die Arme an, und führen Sie sie über den Kopf. Lassen Sie die Arme hinter dem Kopf in Richtung Boden sinken. Atmen Sie einige Mal tief und ruhig.

Um aus der Position herauszukommen, führen Sie die Hände zurück auf das Gesäß. Aktivieren Sie Ihre Bauchmuskulatur, strecken Sie den Rücken. Wenn nötig beugen Sie die Knie etwas mehr, richten Sie einatmend Ihren Rücken auf. Schließen Sie ausatmend die Füße in Tadasana. Beobachten Sie achtsam Ihr Erleben.

Nutzen Dehnung der Beinrückseiten, des Gesäßes und des unteren Rückens. Die Beweglichkeit der Hüfte wird erhöht, die Beckenmuskulatur wird gekräftigt, ebenso die Muskulatur der Füße.

Üben Sie die Position nicht oder Vorsicht bei: Herzschwäche oder behandlungsbedürftigem Bluthochdruck, bei Netzhautablösung, erhöhtem Augeninnendruck oder akuter Lumboischialgie.

Kommen Sie in die Berghaltung, Tadasana. Öffnen Sie mit dem Einatmen Ihre Füße zu einer weiten Grätsche. Drücken Sie mit dem Ausatmen Ihre Füße fest in den Boden. Stützen Sie Ihre Hände in die Hüften und längen Sie mit dem Einatmen Ihre Wirbelsäule und Ihr Brustbein. Heben Sie den Beckenboden, und halten Sie ihn während der gesamten Übung. Beugen Sie sich mit dem Ausatmen aus der Hüfte heraus nach vorn.

Setzen Sie die rechte Hand mittig auf den Boden, strecken Sie den rechten Arm aus. Führen Sie mit dem Einatmen den linken Arm weit nach oben, drehen Sie dabei mit dem ganzen Oberkörper zur Seite. Dehnen Sie sich von der rechten Hand bis in die linken Fingerspitzen hinein. Der Blick geht zum linken Daumen. Wenn das für Ihren Nacken unangenehm ist, schauen Sie auf die rechte Hand. Atmen Sie einige Atemzüge tief und ruhig, wechseln Sie dann die Seiten.

Um aus der Position herauszukommen, setzen Sie zunächst beide Hände wieder auf. Aktivieren Sie Ihre Bauchmuskulatur, und führen Sie Ihre Hände zurück auf die Hüften. Richten Sie einatmend Ihren Rücken auf. Wenn nötig, beugen Sie die Knie etwas. Schließen Sie ausatmend die Füße in Tadasana. Beobachten Sie achtsam Ihr Erleben.

Nutzen Dehnung der Beinrückseiten, des Gesäßes und des unteren Rückens. Die Beweglichkeit der Hüfte wird erhöht, die Beckenmuskulatur wird gekräftigt, ebenso die Muskulatur der Füße.

Üben Sie die Position nicht oder Vorsicht bei: Herzschwäche oder behandlungsbedürftigem Bluthochdruck, bei Netzhautablösung, erhöhtem Augeninnendruck oder akuter Lumboischialgie.

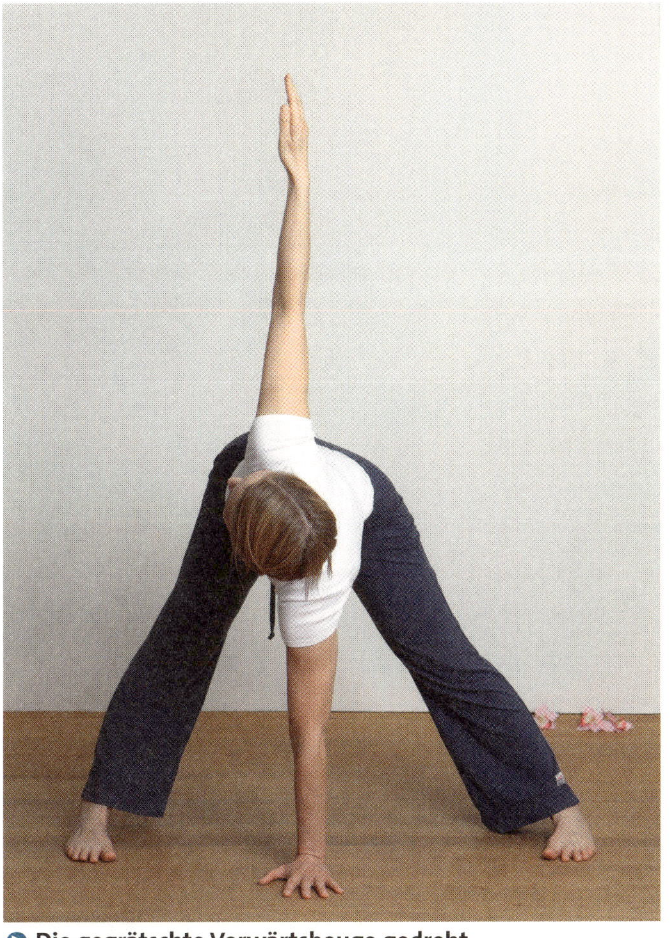

Die gegrätschte Vorwärtsbeuge gedreht

BAUM – VRIKSHSANA

Kommen Sie in die Berghaltung, Tadasana. Suchen Sie sich einen Punkt einige Meter vor Ihnen auf dem Boden, auf dem Sie die Augen ruhen lassen. Verlagern Sie Ihr Gewicht auf den linken Fuß. Drücken Sie den Fuß fest, aber entspannt, gegen den Boden. Heben Sie den rechten Fuß und setzen Sie ihn gegen Schienbein oder Oberschenkel des linken Beines. Drücken Sie das gebeugte Knie dabei leicht nach hinten. Bleiben Sie mit Ihrem Standbein über der Fußsohle. Heben Sie den Beckenboden an, und bleiben Sie aufrecht stehen. Führen Sie Ihre Hände vor dem Brustbein in Gebetshaltung zusammen. ▷

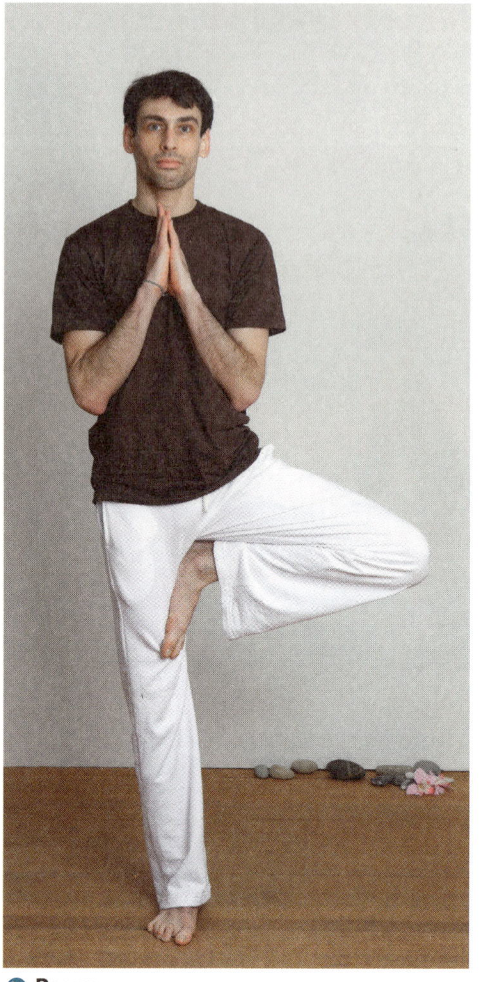

▷ Baum

Atmen Sie einige Male tief und ruhig. Wechseln Sie dann die Seiten. Kommen Sie abschließend zurück in Tadasana, und betrachten Sie achtsam Ihr Erleben.

Nutzen Stärkt die Muskeln der Füße. Sichert einen stabilen Stand. Kräftigt die rumpfaufrichtende Muskulatur. Durch das leichte Schwanken wird auch die tiefe Muskulatur aktiviert, die wir willkürlich nicht ansteuern können

Nicht ausführen oder Vorsicht bei: akuten Reizerscheinungen in Knien und Hüfte. Üben Sie bei Schwindel regelmäßig und so nah an einer Wand, dass Sie sich abstützen können.

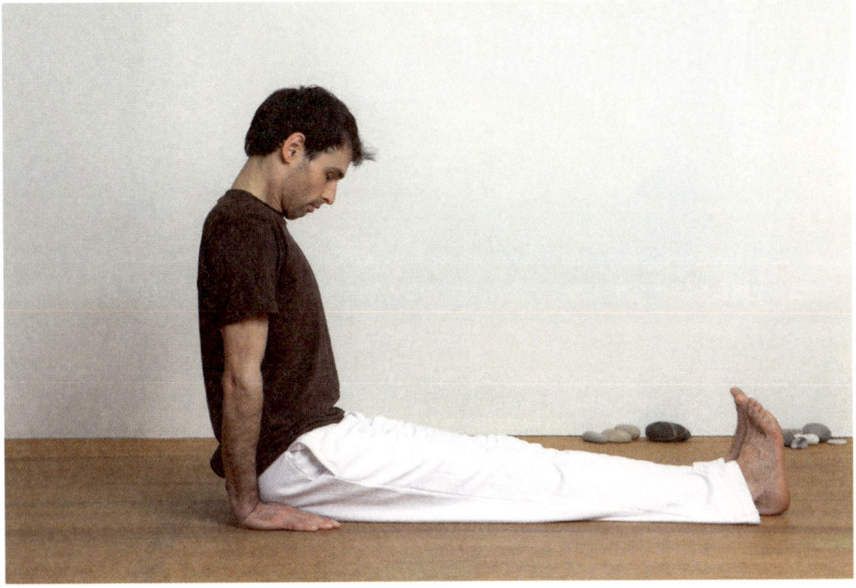

△ **Stock**

STOCK – DANDASANA

Setzen Sie sich hin, und strecken Sie die Beine aus. Die Beine sind geschlossen, ziehen Sie die Zehenspitzen leicht an. Setzen Sie Hände oder Fingerspitzen neben dem Gesäß am Boden ab. Richten Sie sich aus dem Becken heraus auf. Strecken Sie Ihre gesamte Wirbelsäule und das Brustbein, ziehen Sie das Kinn leicht an den Kehlkopf heran. Pressen Sie die Kniekehlen an den Boden. Es kann sein, dass sich die Fersen vom Boden lösen. △

Wenn Sie in dieser Position Ihr Becken nicht aufrichten können, beugen Sie die Knie, bis sich Ihre gesamte Wirbelsäule strecken lässt. Die Zehenspitzen bleiben angezogen. Atmen Sie einige Male tief und ruhig. Finden Sie Ihre Balance zwischen Kraft und Leichtigkeit.

Stellen Sie abschließend die Füße auf, umschlingen Sie die Knie mit Ihren Armen. Legen Sie die Stirn auf die Knie ab, und beobachten Sie achtsam Ihr Erleben. Oder kommen Sie aus der Position direkt in die sitzende Vorwärtsbeuge, Paschimottanasana (→ Seite 146).

Nutzen stärkt die Muskulatur des unteren Rückens sowie die gesamte rumpfaufrichtende Muskulatur. Dandasan ist die Ausgangsposition für die sitzenden Positionen.

Nicht ausführen oder Vorsicht bei: akuter Lumboischialgie.

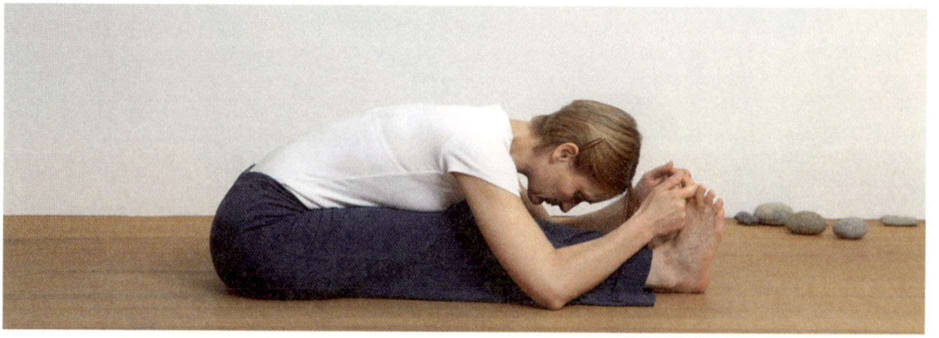

Die sitzende Vorwärtsbeuge

SITZENDE VORWÄRTSBEUGE – PASCHIMOTTANASANA

Setzen Sie sich hin, und strecken Sie die Beine aus. Heben Sie den Beckenboden an, und halten Sie diese Kontraktion während der gesamten Übung. Atmen Sie ein, breiten Sie dabei die Arme aus, und führen Sie diese über die Seiten nach oben. Stellen Sie sich vor, Sie würden sich mit den Händen aus der Hüfte heraus weit nach oben ziehen, so dass Sie Ihre Wirbelsäule aktiv längen. Lassen Sie sich ausatmend mit gestrecktem Rücken so weit nach vorne sinken, dass Sie Ihre Füße greifen können. Fassen Sie mit Zeige- und Mittelfinger jeweils zwischen dem großen- und dem zweiten Zeh hindurch. Beugen Sie dafür wenn nötig die geschlossenen Knie so weit, dass die Bauchdecke die Oberschenkel berührt. Mit dem Einatmen heben Sie mit kräftigem Zug der Arme den Brustkorb. Ziehen Sie die Schultern nach hinten und unten, so dass Sie den Eindruck haben, Sie würden das rechte Schulterblatt zur linken Gesäßhälfte ziehen und das linke Schulterblatt zur rechten Gesäßhälfte. Der Nacken ist lang gestreckt, das Kinn, wie durch den Hals hindurch, leicht nach unten und hinten gezogen, der Blick ruht auf den Zehen.

Stellen Sie sich nun vor, Sie würden mit jedem Einatmen Ihre Wirbelsäule noch etwas weiter in die Länge ziehen. Lösen Sie mit jedem Ausatmen die Muskulatur, die Sie nicht zum Halten brauchen. Bleiben Sie einige Atemzüge in dieser Position. Denken Sie an den angehobenen Beckenboden. Atmen Sie tief und ruhig. Wenn das nicht möglich ist oder Sie Schmerzen spüren, beugen Sie die Knie stärker, und lösen Sie etwas die Zugkraft der Arme.

Um aus der Position herauszukommen, lösen Sie die Finger von den Zehen, beugen Sie die Knie ein wenig mehr, ziehen Sie sich an den Armen nach vorn und mit gestrecktem Rücken nach oben. Lösen Sie die Spannung, ziehen Sie die Beine an, und stellen Sie die Füße auf.

Stellen Sie abschließend die Füße auf, umschlingen Sie die Knie mit Ihren Armen, legen Sie die Stirn auf die Knie, und beobachten Sie achtsam Ihr Erleben.

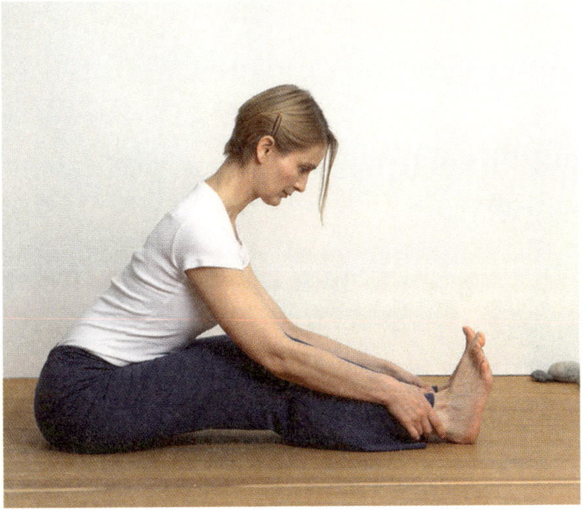

Die sitzende Vorwärtsbeuge – Variante 1

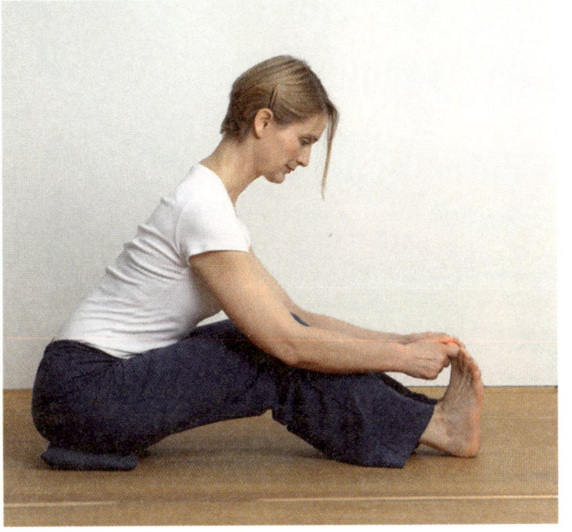

Die sitzende Vorwärtsbeuge – Variante 2

Variante 1 Wenn es Ihnen schwer fällt, Ihre Füße zu greifen, umfassen Sie die Unterschenkel.

Variante 2 Wenn Sie Mühe haben, Ihren Rücken in der vorgebeugten Position gestreckt zu halten, legen Sie sich einen Block oder ein festes Kissen unter das Gesäß.

Nutzen Dehnt die Muskulatur der Rückseite der Beine und des unteren Rückens. Gleicht Verdauungsstörungen aus, regt die Funktion der Bauchspeicheldrüse an.

Nicht ausführen oder Vorsicht bei: akuten oder stark degenerativen Erkrankungen der Wirbelsäule im Bereich der Lendenwirbelsäule, schweren Reizerscheinungen der Hüfte und bei Lumboischialgie.

Ausgleichbewegung schiefe Ebene – Urdva Caturanga Dandasana (→ Seite 148), oder der Tisch (→ Seite 149).

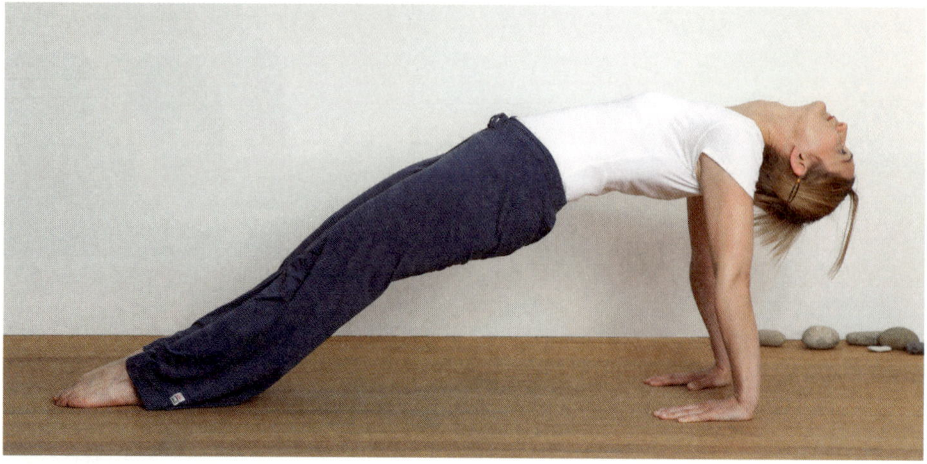

Die schiefe Ebene

SCHIEFE EBENE – URDVA CATURANGA DANDASANA

Setzen Sie sich hin, und strecken Sie die Beine aus. Setzen Sie die Hände schulterbreit, etwas hinter dem Becken auf. Die Fingerspitzen zeigen zu den Füßen. Ziehen Sie die Schultern weg von den Ohren, dehnen Sie Ihr Brustbein. Pressen Sie mit dem Einatmen die Hände mit gespreizten Fingern fest in den Boden. Heben Sie Ihr Becken so weit, dass Sie in eine schiefe Ebene kommen und der ganze Körper eine Linie bildet. Die Zehenspitzen weisen nach vorne unten, die Krone Ihres Kopfes strebt in Verlängerung der Wirbelsäule diagonal nach hinten oben.

Stellen Sie sich vor, Ihre Kraft würde zu den Füßen fließen, Sie würden Ihr rechtes Schulterblatt zur linken Hosentasche ziehen und das linke Schulterblatt zur rechten Hosentasche. Heben Sie Ihr Herz. Atmen Sie einige Male tief und gleichmäßig.

Lösen Sie die Position, und kommen Sie in Savasana. Betrachten Sie achtsam Ihr Erleben.

Nutzen Kräftigt den Schultergürtel. Dehnt die Brustmuskulatur. Stärkt die gesamte aufrichtende Muskulatur. Vitalisiert und regt den Kreislauf an.

Nicht ausführen oder Vorsicht bei: Entzündungen in den Handgelenken oder Armen und bei Karpaltunnelsyndrom, eine Nerven»einklemmung« an der Hand.

Ausweichübung Können Sie Ihr Körpergewicht in der schiefen Ebene nicht halten, oder finden Sie keine Balance zwischen Kraft und Leichtigkeit, wählen Sie den Tisch.

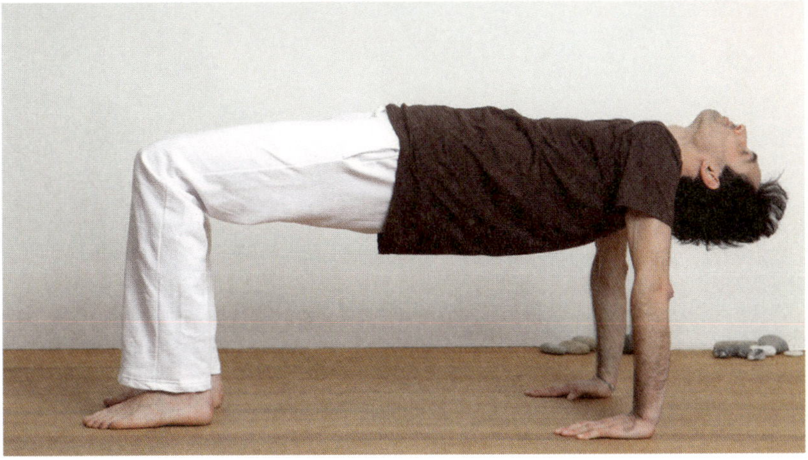

Tisch

TISCH

Setzen Sie sich hin, und strecken Sie die Beine aus. Setzen Sie die Hände schulterbreit, etwas hinter dem Becken auf. Die Fingerspitzen zeigen zu den Füßen. Ziehen Sie die Schultern weg von den Ohren, dehnen Sie Ihr Brustbein. Pressen Sie mit dem Einatmen die Hände mit gespreizten Fingern fest in den Boden. Heben Sie Ihr Becken so weit, dass Sie in eine Tisch-Position kommen: Die Linie von den Knien bis zum Kopf sollte eine Parallele zum Boden bilden. Die Knie stehen senkrecht über den Fersen.

Stellen Sie sich vor, Sie würden Ihr rechtes Schulterblatt zur linken Hosentasche ziehen und das linke Schulterblatt zur rechten Hosentasche. Heben Sie Ihr Herz. Atmen Sie einige Male tief und gleichmäßig.

Lösen Sie die Position, und kommen Sie in Savasana. Betrachten Sie achtsam Ihr Erleben.

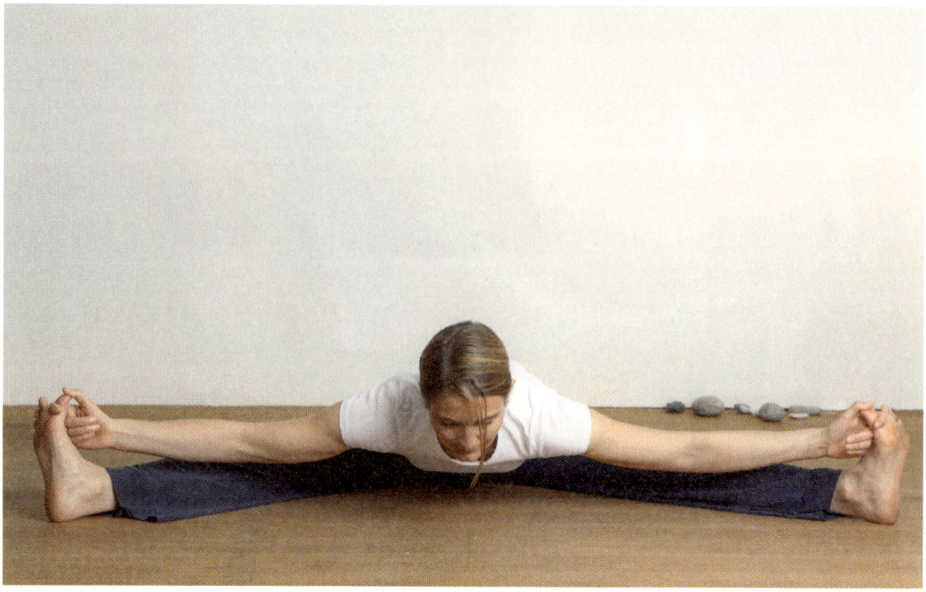

Winkel

WINKEL – KONASANA

Setzen Sie sich hin, und strecken Sie die Beine aus. Grätschen Sie die Beine so weit, bis Ihr Becken nach hinten auszuweichen beginnt. Atmen Sie ein, breiten Sie die Arme aus und strecken Sie diese über die Seiten weit nach oben. Dehnen Sie Ihre Wirbelsäule. Strecken Sie sich mit dem Ausatmen aus der Hüfte heraus diagonal nach vorne oben. Sinken sie mit gestrecktem Rücken soweit nach unten, dass Sie Ihre Fußgelenke greifen können, oder greifen Sie mit dem Zeigefinger von innen um den großen Zeh. Halten Sie ihr Füße leicht geflext, die Zehen weisen nach oben. Stellen Sie sich vor, dass Sie einatmend Ihre Wirbelsäule und das Brustbein in die Länge ziehen. Halten Sie die Schultern in größtmöglichem Abstand zu den Ohren. Geben Sie ausatmend der Schwerkraft nach, und lassen Sie sich aus dem Hüftgelenk heraus noch etwas weiter zum Boden sinken. Heben Sie den Beckenboden an, und lassen Sie Ihre Bauchorgane entspannt in die Bauchdecke hinein sinken. Atmen Sie einige Male tief und ruhig.

Kommen Sie abschließend in Savasana, und beobachten Sie achtsam Ihr Erleben.

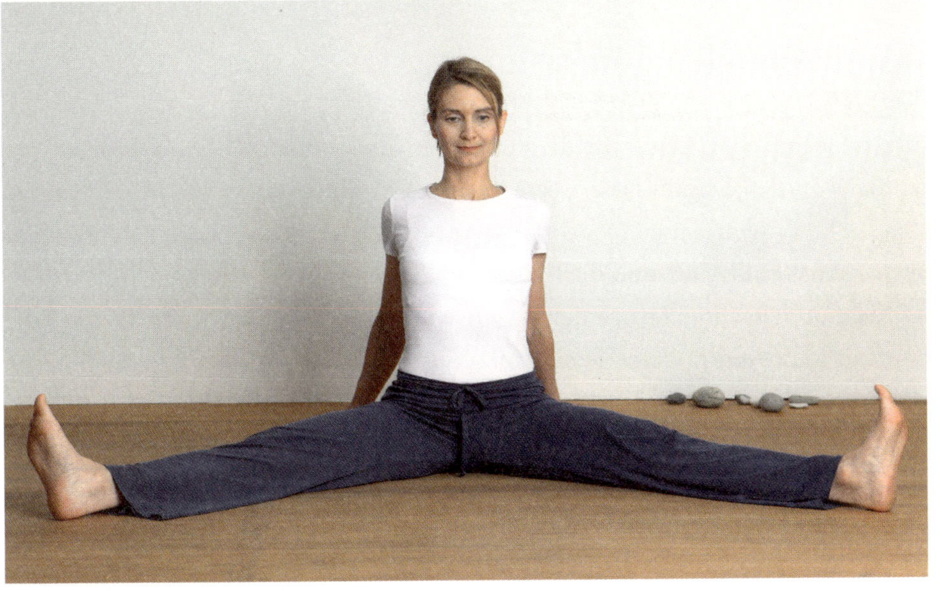

Winkel – Variante

Variante Wenn es Ihnen nicht möglich ist, in der Grätsche mit geradem Rücken und gestreckten Beinen aufrecht zu sitzen, grätschen Sie die Beine so weit, bis Ihr Becken nach hinten auszuweichen beginnt. Atmen Sie ein, breiten Sie die Arme aus, und strecken Sie diese über die Seiten weit nach oben. Strecken Sie Ihre Wirbelsäule. Setzen Sie mit dem Ausatmen die Hände oder die Fingerspitzen hinter dem Rücken ab. Heben Sie Ihr Herz, und senken Sie die Schultern. Achten sie darauf, dass die Beine weder nach innen noch nach außen rollen. Die Füße sind geflext, die Zehen weisen nach oben. Heben Sie den Beckenboden. Atmen Sie einige Male tief und ruhig.

Sie können die Übung auch auf einem Kissen sitzend ausführen, wenn es Ihnen sonst nicht möglich ist, das Becken aufzurichten.

Um aus der Position herauszukommen, lösen Sie die Hände, strecken Sie die Arme über den Kopf und ziehen Sie sich an den Händen mit geradem Rücken nach oben. Legen Sie sich in Savasana, und beobachten Sie achtsam Ihr Erleben.

Nutzen Dehnt die Muskulatur der Beinrückseiten, dehnt Kreuz- und Darmbeingelenk, wirkt entspannend auf die Bauchorgane.

Nicht ausführen oder Vorsicht bei: akuten oder stark degenerativen Erkrankungen der Wirbelsäule im Bereich der Lendenwirbelsäule, Lumboischialgie, schweren Reizerscheinungen oder Fehlstellungen der Hüfte.

Sitzen Sie aufrecht. Legen Sie die Fußsohlen aneinander. Ziehen Sie die Fersen so dicht an den Damm heran, wie das Becken aufgerichtet bleibt. Heben Sie den Beckenboden, saugen Sie den unteren Bauch leicht an. Legen Sie Ihre Daumen auf die Fußballen und die Finger auf die Fußrücken. Klappen Sie die Fußsohlen durch leichten Druck der Hände wie ein Buch auf. Drücken Sie die Knie sanft in Richtung Boden. Wenn Ihnen das Öffnen der Füße unangenehm ist, dann umfassen Sie mit den Händen die Zehen. Dehnen Sie Ihre Wirbelsäule, heben Sie Ihr Herz. Ziehen Sie das Kinn behutsam an den Kehlkopf heran. Atmen Sie tief und ruhig, während Sie Ihre Wirbelsäule einatmend längen und ausatmend jeden Widerstand lösen.

Stellen Sie abschließend die Füße auf, umschlingen Sie die Knie mit Ihren Armen. Legen Sie die Stirn auf die Knie, und beobachten Sie achtsam Ihr Erleben.

Variante Strecken Sie aus der Winkel-Position heraus noch einmal Ihren Rücken. Kippen Sie das Becken leicht nach vorn, während Sie die Beckenknochen in den Boden hinein drücken. Pressen Sie die Oberschenkel gegen den Boden, und sinken Sie mit gestreckter Wirbelsäule nach vorn. Atmen Sie einige Male tief und ruhig. Denken Sie daran, den Beckenboden leicht gehoben zu halten, während Sie Ihre Wirbelsäule einatmend längen und ausatmend jeden Widerstand lösen.

Um aus der Position herauszukommen, strecken Sie die Wirbelsäule, richten Sie sich auf. Lösen Sie die Hände, stellen Sie die Füße nah am Becken auf, und umschlingen Sie Ihre Knie mit den Armen. Lassen Sie Ihren Rücken rund werden, und legen Sie die Stirn auf die Knie. Beobachten Sie achtsam Ihr Erleben.

Nutzen Kräftigt und entspannt den Beckenboden, flexibilisiert Hüfte und Becken, dehnt die Oberschenkelinnenseiten und den unteren Rücken. Entspannt die Bauchorgane, insbesondere im Bereich des kleinen Beckens. Harmonisiert den Harnapparat, wirkt unterstützend bei der Heilung von Blasenentzündung. Hilft bei Menstruationsproblemen.

Nicht ausführen oder Vorsicht bei: akuten oder stark degenerativen Erkrankungen der Wirbelsäule im Bereich der Lendenwirbelsäule, Lumboischialgie, schweren Reizerscheinungen oder Fehlstellungen der Hüfte und bei Knieproblemen (eventuell die Knie mit Kissen unterstützen).

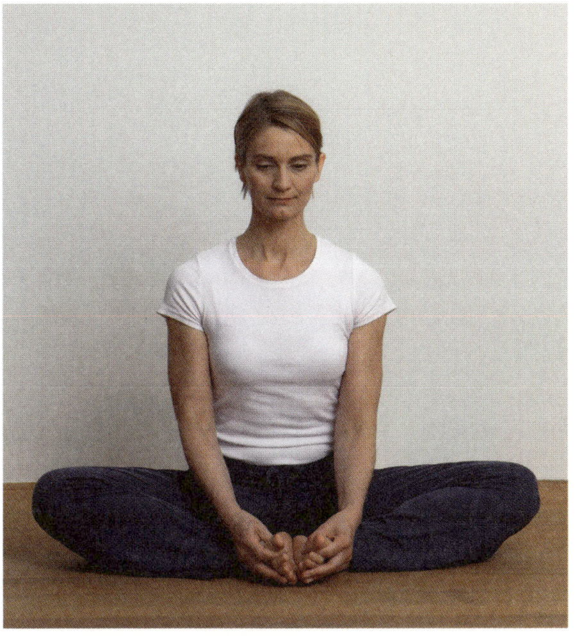

Der geschlossene Winkel

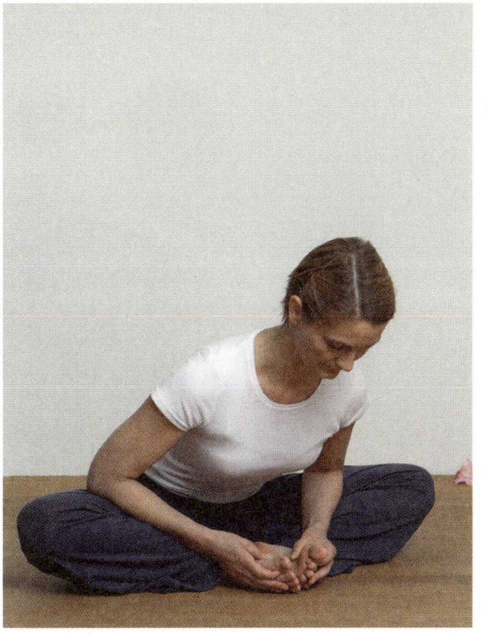

Der geschlossene Winkel – Variante

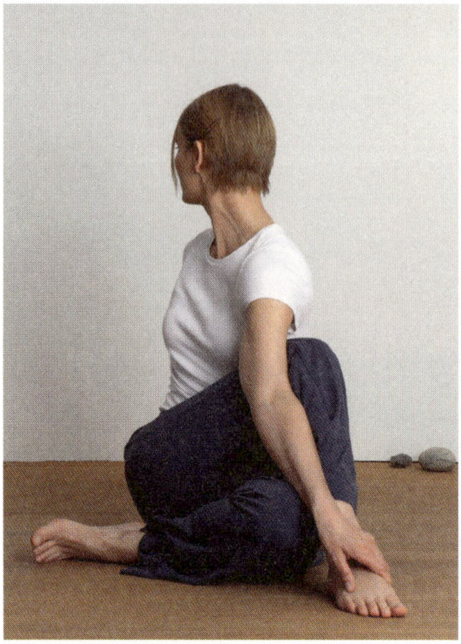

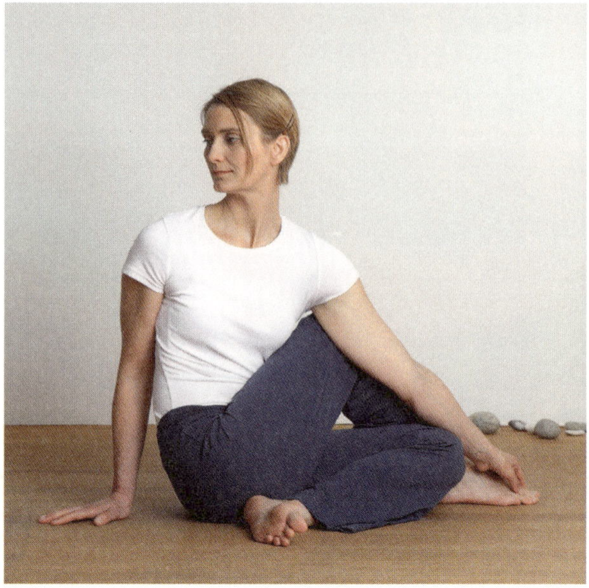

Der halbe Drehsitz – von vorne und von der Seite

HALBER DREHSITZ – ARDHA MATSYENDRASANA

Knien Sie sich hin. Setzen Sie sich dann links neben Ihre Unterschenkel. Stellen Sie das rechte Bein auf, und setzen Sie den rechten Fuß links neben den linken Oberschenkel. Umfassen Sie das aufgestellte Bein mit beiden Armen, um die Wirbelsäule aufzurichten. Lösen Sie dann den rechten Arm, und setzen Sie die rechte Hand hinter dem Rücken, nah am Gesäß, auf dem Boden ab. Ziehen Sie mit dem Einatmen den linken Arm weit nach oben, um den Rücken zu strecken. Führen Sie mit dem Ausatmen den linken Arm zwischen Knie und Brustkorb hindurch. Üben Sie mit dem linken Arm leichten Druck gegen das rechte Knie aus, und richten Sie die Wirbelsäule dadurch noch einmal auf. Der Blick geht über die rechte Schulter zurück. Beide Gesäßhälften sind möglichst gleichmäßig belastet, die Schultern bleiben entspannt nach hinten und unten gezogen.

Heben Sie Ihr Herz. Nutzen Sie den ganzen Atemraum. Stellen Sie sich vor, dass Sie beim Einatmen Ihre Wirbelsäule längen und aufrichten und beim Ausatmen mit der Drehung verschmelzen. Bleiben Sie für fünf tiefe Atemzüge in dieser Position, und wechseln Sie dann die Seiten.

Stellen Sie abschließend die Füße auf, umschlingen Sie die Knie mit Ihren Armen, und legen Sie die Stirn auf die Knie. Oder kommen Sie in Savasana, und beobachten Sie achtsam Ihr Erleben.

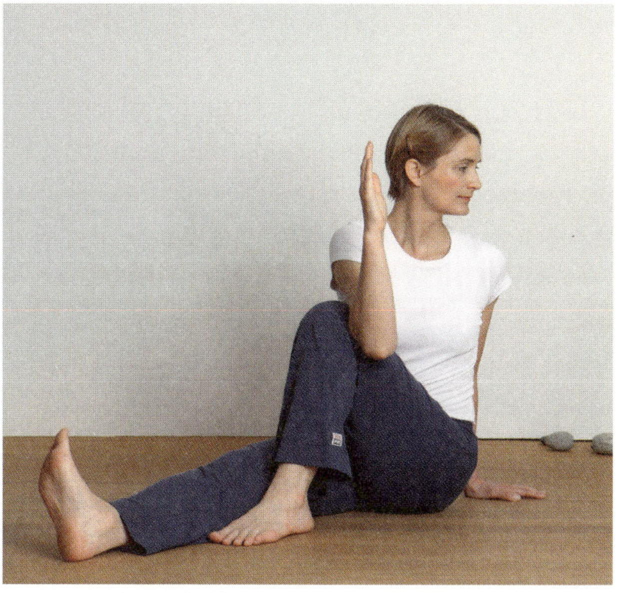

Der halbe Drehsitz – Variante

Variante Setzen Sie sich hin, und strecken Sie die Beine aus. Stellen Sie den rechten Fuß auf. Umfassen Sie das aufgestellte Bein mit beiden Armen, um die Wirbelsäule aufzurichten. Lösen Sie dann den rechten Arm, und setzen Sie die rechte Hand hinter dem Rücken, nah am Gesäß auf dem Boden ab. Ziehen Sie mit dem nächsten Einatmen den linken Arm weit nach oben, um den Rücken zu strecken. Führen Sie mit dem Ausatmen den linken Arm zwischen Knie und Brustkorb hindurch. Üben Sie mit dem linken Arm leichten Druck gegen das rechte Knie aus, und richten Sie die Wirbelsäule dadurch noch einmal auf. Der Blick geht über die rechte Schulter zurück. Beide Gesäßhälften sind möglichst gleichmäßig belastet, die Schultern bleiben entspannt nach hinten und unten gezogen.

Heben Sie Ihr Herz. Nutzen Sie den ganzen Atemraum. Stellen Sie sich vor, dass Sie beim Einatmen Ihre Wirbelsäule längen und aufrichten und beim Ausatmen in die Dehnung hinein schmelzen. Bleiben Sie für fünf tiefe Atemzüge in dieser Position, und wechseln Sie dann die Seiten.

Stellen Sie abschließend die Füße auf, umschlingen Sie die Knie mit Ihren Armen, und legen Sie die Stirn auf die Knie. Oder kommen Sie in Savasana, und beobachten Sie achtsam Ihr Erleben.

Nutzen Flexibilisiert die Wirbelsäule in Ihrer Rotationsbeweglichkeit, löst Verspannungen und leichte Blockierungen. Vermehrt die Gelenkflüssigkeit. Tonisiert und harmonisiert die Bauchorgane. Wirkt ausgleichend auf das Hormonsystem.

Nicht ausführen oder Vorsicht bei: akuten Beschwerden in der Wirbelsäule (Lumbago) sowie akuten Erkrankungen des Bauchraumes.

BOOT – NAVASANA

Kommen Sie in eine aufrechte Sitzposition, und stellen Sie die Füße auf. Greifen Sie von außen in die Kniekehlen. Richten Sie sich auf. Strecken Sie Ihre Wirbelsäule und Ihr Brustbein, und heben Sie das Herz. Heben Sie den Beckenboden, und ziehen Sie den unteren Bauch leicht in Richtung der Wirbelsäule. Verlagern Sie Ihr Gewicht soweit nach hinten, dass Sie die Füße vom Boden lösen können. Die Wirbelsäule bleibt gestreckt.

Heben Sie dann die Unterschenkel so, dass die Schienbeine eine Linie parallel zum Boden bilden. Schließen Sie Knie und Knöchel. Wenn es Ihnen möglich ist, die Hände von den Kniekehlen zu lösen, ohne den Rücken zu runden, dann strecken Sie die Arme waagerecht nach vorn.

Atmen Sie tief und ruhig. Bleiben Sie fünf Atemzüge lang in der Position. Lösen Sie die Position. Wiederholen Sie das Boot dreimal.

Stellen Sie abschließend die Füße auf, umschlingen Sie die Knie mit Ihren Armen. Legen Sie die Stirn auf die Knie, und beobachten Sie achtsam Ihr Erleben.

Nutzen Kräftigt die gerade Bauchmuskulatur, die Muskulatur des Rückens, insbesondere im Bereich der Lendenwirbelsäule. Kräftigt die Muskulatur der vorderen Oberschenkel und die Hüftbeuger.

Nicht ausführen oder Vorsicht bei: Erkrankungen des Bauchraumes, fortgeschrittener Schwangerschaft.

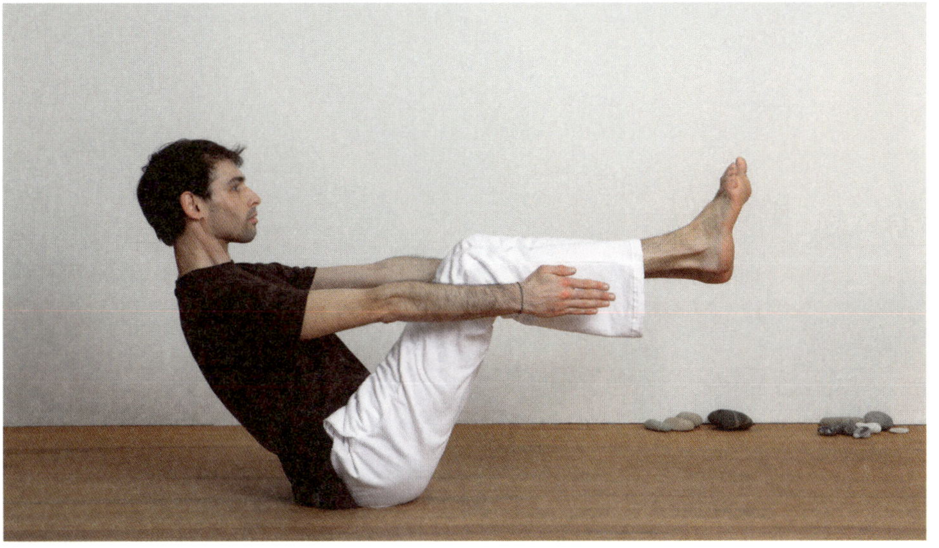

Boot

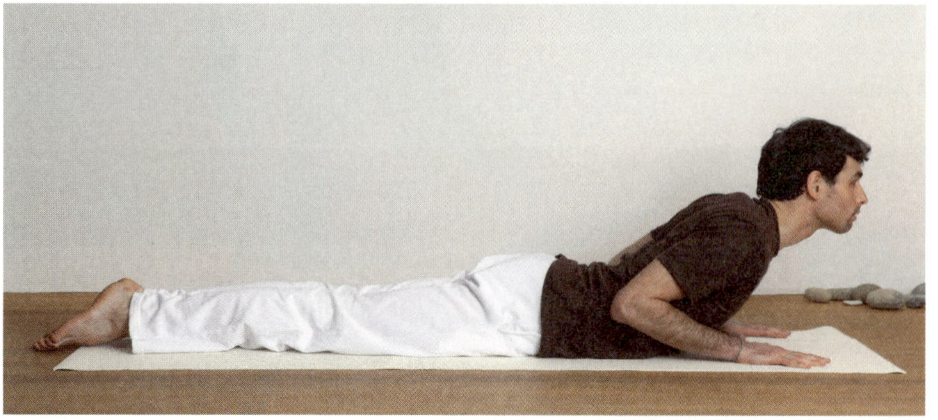

Kobra

KOBRA – BHUJANGASANA

Legen Sie sich auf den Bauch, die Stirn auf dem Boden. Stellen Sie die Hände so neben dem Brustkorb auf, dass die Fingerspitzen mit den Schultern abschließen. Die Ellenbogen weisen dann nach oben, drücken Sie sie leicht an den Brustkorb heran. Stellen Sie sich vor, Sie wollten Ihr rechtes Schulterblatt zur linken hinteren Hosentasche ziehen und das linke Schulterblatt zur rechten Hosentasche. Behalten Sie diese Position der Schultern während der ganzen Übung bei.

Die Fersen sind geschlossen und bleiben es während der ganzen Übung.

Stellen Sie sich vor, dass Sie sich mit einem Einatmen vom Bauchnabel bis zur Krone des Kopfes in die Länge und diagonal nach vorne oben ziehen. Heben Sie das Kinn, strecken Sie Ihr Brustbein, und heben Sie den Brustkorb vom Boden. Drücken Sie dabei Oberschenkel und Schambein in den Boden. Heben Sie Ihren Oberkörper mit der Kraft der Rückenmuskulatur, nicht mit der Kraft der Arme. Lösen Sie probehalber einmal die Hände vom Boden, so können Sie prüfen, ob Sie wirklich aus der Rückenmuskulatur heraus arbeiten. Setzen Sie die Hände dann wieder auf. Heben Sie den Oberkörper nur so weit, wie es Ihnen möglich ist, ohne dass Sie die Schultern hochziehen oder die Fersen öffnen. Bleiben Sie nun einige Atemzüge in der Position. Atmen Sie tief und ruhig. Rollen Sie dann Wirbel für Wirbel zurück auf den Boden. Machen Sie ein Kissen aus Ihren Händen, legen Sie eine Wange darauf ab. Lassen Sie die Fersen nach außen fallen, die Zehenspitzen weisen zueinander. Beobachten Sie achtsam Ihr Erleben.

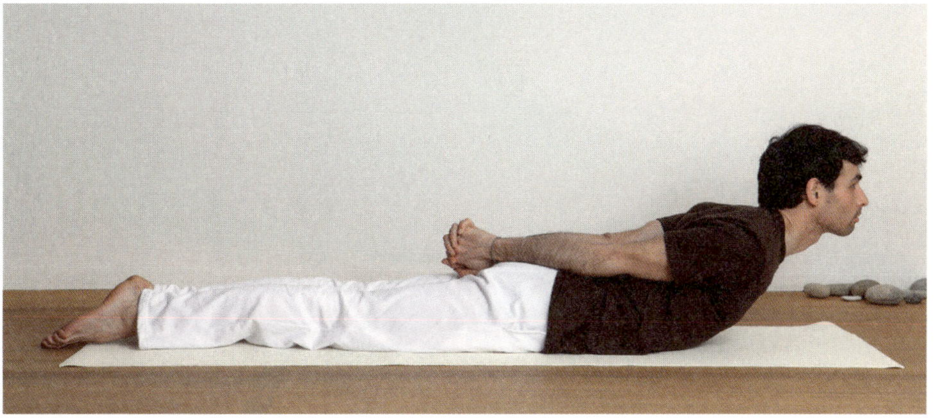

Kobra – Variante

Variante Kommen Sie in die Kobra-Position. Lösen Sie die Hände, und falten Sie die Hände hinter dem Rücken. Strecken Sie die Arme, und weiten Sie den Brustkorb. Heben sie die Arme soweit wie möglich, um die Schultern zu flexibilisieren. Bleiben Sie etwa fünf Atemzüge in dieser Position.

Lösen sie dann die Hände. Rollen Sie dann Wirbel für Wirbel zurück auf den Boden. Machen Sie ein Kissen aus Ihren Händen, legen Sie eine Wange darauf ab. Lassen Sie die Fersen nach außen fallen, die Zehenspitzen weisen zueinander. Beobachten Sie achtsam Ihr Erleben.

Nutzen Kräftigt die rumpfaufrichtende Muskulatur, vermindert Rundrücken, flexibilisiert die Wirbelsäule und sorgt für verbesserte Versorgung der Bandscheiben. Dehnt die Muskulatur des Bauch und Brustbereiches. Wirkt harmonisierend auf die Bauchorgane und das autonome Nervensystem. Weitet den Atemraum im Bereich des Brustkorbes.

Nicht ausführen oder Vorsicht bei: Schwangerschaft, akuten oder stark degenerativen Problemen der Wirbelsäule.

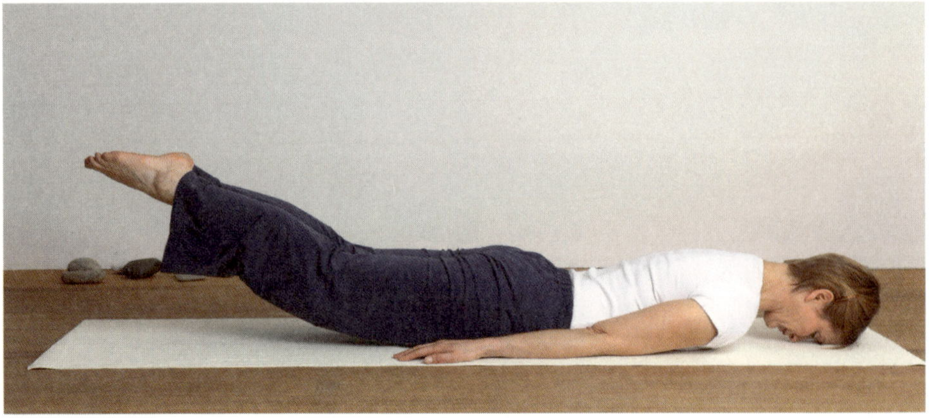

Heuschrecke

HEUSCHRECKE – SHALABASANA

Legen Sie sich auf den Bauch. Die Arme liegen dicht neben dem Körper, die Handflächen auf dem Boden, die Stirn auch. Stellen Sie sich vor, Sie ziehen an den Zehenspitzen die Beine nach hinten in die Länge. Aktivieren Sie den Beckenboden. Heben Sie einatmend die gestreckten Beine vom Boden. Pressen Sie Handflächen und Unterarme gegen den Boden. Achten Sie darauf, dass Schultern und Nacken weich bleiben.

Atmen Sie einige Male tief und gleichmäßig. Denken Sie nicht so sehr an das Heben der Beine, bleiben Sie stattdessen bei der Vorstellung, Sie würden die Beine an den Zehenspitzen weit nach hinten ziehen.

Lösen Sie die Position, lassen Sie die Fersen nach außen sinken, die Zehen weisen zueinander hin. Legen Sie die flachen Hände übereinander, und legen Sie eine Wange darauf ab. Beobachten Sie achtsam Ihr Erleben.

Variante 1 Kommen Sie in die Heuschrecken-Position hinein, und heben Sie dann auch den Oberkörper und die Arme vom Boden. Stellen Sie sich vor, Sie strecken sich vom Bauchnabel aus bis zu den Zehen lang nach hinten und über das Brustbein und die Kopfkrone weit nach vorne. Die Schultern halten den größtmöglichen Abstand zu den Ohren, so dass Ihr Nacken lang wird.

Lösen Sie die Position wie oben, und beobachten Sie achtsam Ihr Erleben.

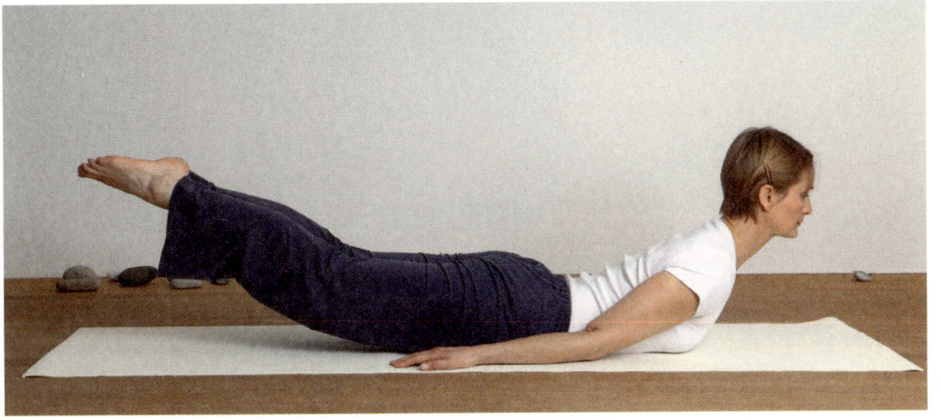

Heuschrecke – Variante 1

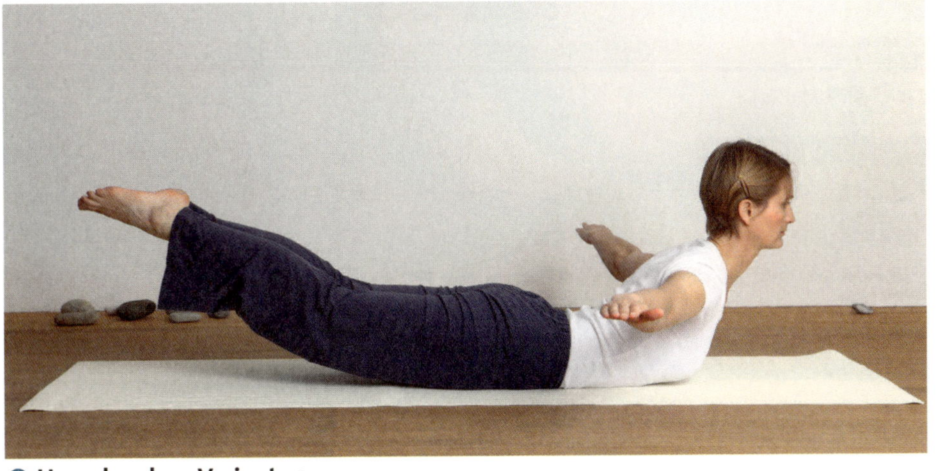

Heuschrecke – Variante 2

Variante 2 Kommen Sie in die Heuschrecken-Position und heben Sie auch den Oberkörper vom Boden. Die Schultern halten den größtmöglichen Abstand zu den Ohren, so dass Ihr Nacken lang wird. Heben Sie nun auch beide Arme. Stellen Sie sich vor, Sie strecken sich in alle vier Richtungen.

Lösen Sie die Position wie oben, und beobachten Sie achtsam Ihr Erleben.

Nutzen Kräftigt die aufrichtende Muskulatur im unteren Rücken. In den Varianten wird auch die Muskulatur des oberen Rückens gestärkt. Kräftigt das Gesäß und die Rückseiten der Beine. Dehnt die Leisten leicht.

Nicht ausführen oder Vorsicht bei: akuten Rückenproblemen, Leistenbruch, Entzündungen im Bauchraum, Schwangerschaft.

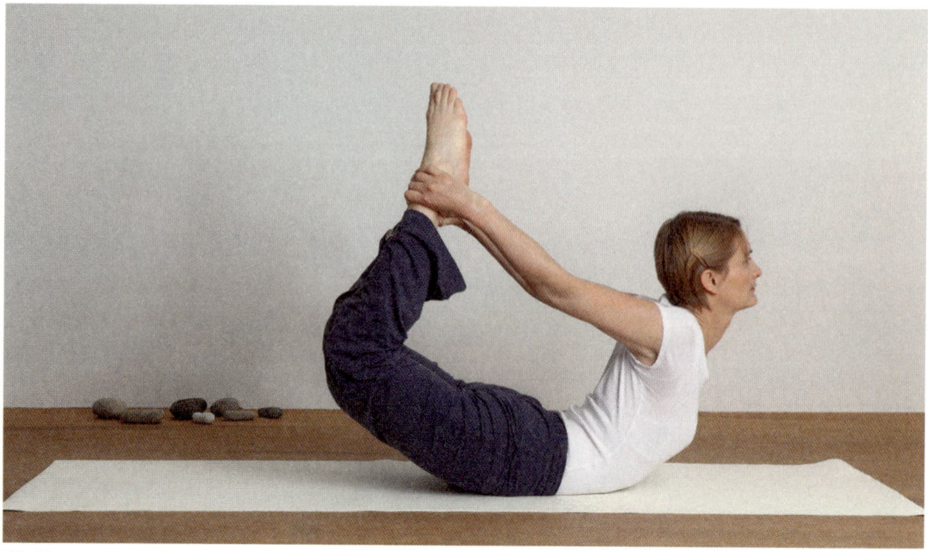

△ Bogen

BOGEN – DHANURASANA

Legen Sie sich auf den Bauch. Heben Sie Ihre Fersen bis zum Gesäß. Umfassen Sie Ihre Knöchel mit den Händen. Heben Sie den Beckenboden, drücken Sie die Leisten fest in den Boden. Halten Sie Ihren Nacken gestreckt, und ziehen Sie die Schultern aktiv von den Ohren weg. Ziehen Sie die Schultern hinter der Wirbelsäule zusammen. Ziehen Sie nun mit dem Einatmen die Schienbeine vom Gesäß weg, so dass sich über den Zug der Arme der Oberkörper vom Boden hebt. Ziehen Sie gleichzeitig mit den Armen in die entgegengesetzte Richtung, so dass sich auch die Oberschenkel leicht vom Boden lösen. △

Atmen Sie einige Male tief und ruhig in den gesamten Brustraum. Lösen Sie die Position, indem Sie erst die Spannung lösen und dann den Griff um die Knöchel. Nehmen Sie drei tiefe Atemzüge in der Bauchlage. Legen Sie dann die Hände unter den Schultern ab, schieben Sie sich zurück in die Kindhaltung, beobachten Sie achtsam Ihr Erleben nach der Position.

Nutzen Dehnt stark die gesamte Körpervorderseite, besonders die Leisten und die Bauch- und Brustmuskulatur, vertieft dadurch die Atmung. Kräftigt die Muskulatur von Rücken und Gesäß sowie den Oberschenkelrückseiten. Harmonisiert die Verdauung durch die Druckmassage der Bauchorgane.

Nicht ausführen bei: Schwangerschaft, Erkrankungen des Bauchraumes, akuten und degenerativen Problemen der Wirbelsäule sowie bei Schulterbeschwerden.

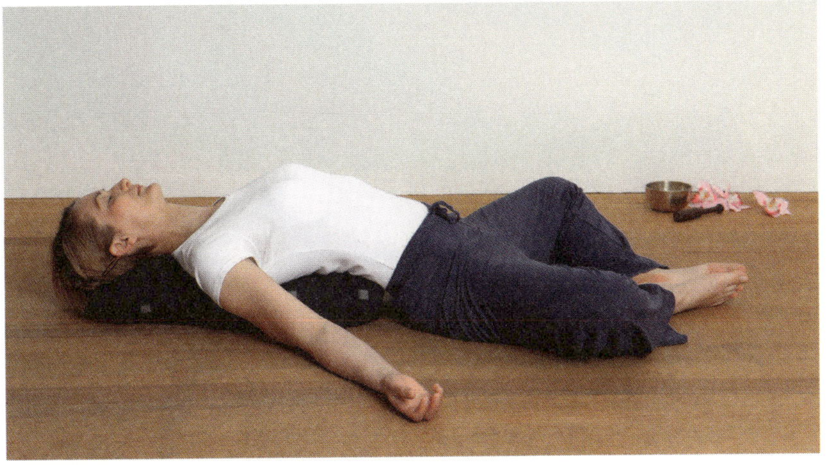

Die unterstützte, liegende Winkelhaltung

UNTERSTÜTZTE, LIEGENDE WINKELHALTUNG – SUPTA BADDHA KONASANA

Rollen Sie eine Wolldecke zusammen. Legen Sie Kopf und Rücken bis zur Taille auf diese Decke, die Arme mit den Handflächen nach oben neben sich. Führen Sie die Fußsohlen zusammen, und lassen Sie die Knie nach außen sinken. Kommen Sie in die volle Yoga-Atmung hinein. Bleiben Sie in der Position, solange es Ihnen angenehm ist.

Kommen Sie anschließend in Savasana, und beobachten Sie achtsam Ihr Erleben.

Nutzen Erhöht die Beweglichkeit der Hüften, hilft bei Menstruationsbeschwerden. Beruhigt und weitet den Atemraum.

Nicht üben oder Vorsicht bei: akuten Reizerscheinungen der Hüfte.

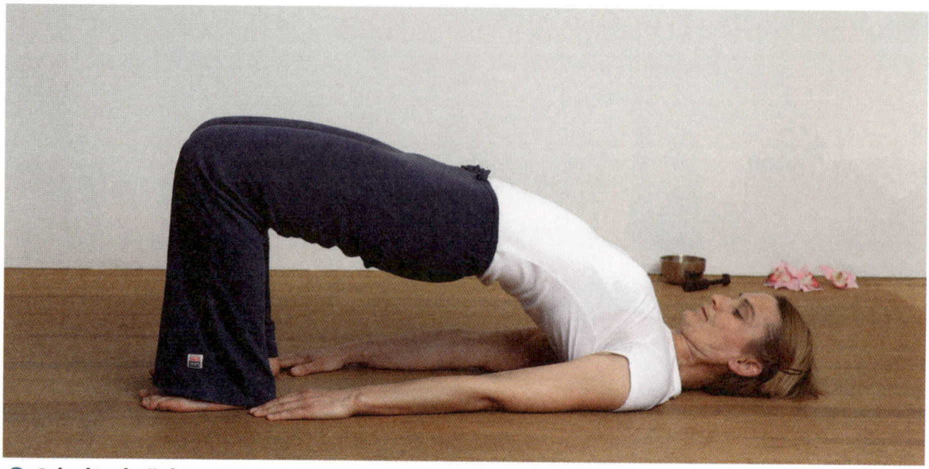

Schulterbrücke

SCHULTERBRÜCKE – SETU BANDHA

Legen Sie sich auf den Rücken, die gesteckten Arme neben dem Oberkörper auf den Boden. Stellen Sie die Füße nah am Gesäß hüftweit ab. Achten Sie darauf, dass die Knie nicht zur Seite sinken, sondern senkrecht über den Fußgelenken bleiben. Heben Sie mit dem Einatmen den Beckenboden, und ziehen Sie den unteren Bauch leicht an die Wirbelsäule heran. Heben Sie Becken, Rücken und Brust vom Boden, indem Sie Wirbel für Wirbel vom Boden lösen. Halten Sie den ganzen Fuß am Boden.

Rollen Sie dann mit dem Ausatmen Wirbel für Wirbel wieder ab. Wiederholen Sie die Übung zweimal im Atemrhythmus, und bleiben Sie beim dritten Mal für fünf Atemzüge in der Schulterbrücke.

Kommen Sie anschließend in Savasana, und beobachten Sie achtsam Ihr Erleben

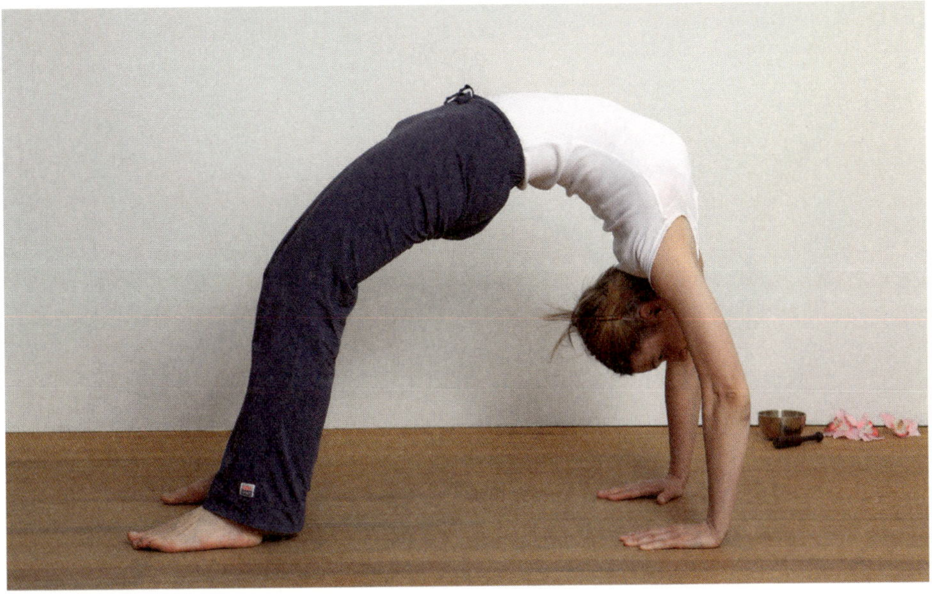

Rad

RAD – URDHVA DHANURASANA

Legen Sie sich auf den Rücken, und stellen Sie die Füße nah am Gesäß hüftweit ab. Setzen Sie die Hände neben den Ohren auf dem Boden ab, so dass die Fingerspitzen zu den Schultern weisen. Heben Sie mit dem Einatmen den Beckenboden, und ziehen Sie den unteren Bauch leicht an die Wirbelsäule heran, und halten Sie diese Spannung unbedingt während der ganzen Übung. Heben Sie dann auch das Becken vom Boden. Drücken Sie die Hände fest in den Boden, und strecken Sie die Arme. Pressen Sie auch die Füße in den Boden. Achten Sie darauf, dass die Knie nicht zur Seite ausweichen. Atmen Sie einige Male tief und ruhig.

Um aus der Position herauszukommen, ziehen Sie das Kinn an die Brust und geben die Streckung der Arme auf, bis Sie den Schultergürtel auf dem Boden ablegen können. Rollen Sie von hier aus Wirbel für Wirbel auf dem Boden ab. Kommen Sie zum Ausgleich für diese Position für zehn Atemzüge in die sitzende Vorwärtsbeuge, Paschimottanasana (→ Seite 146).

Beobachten Sie anschließend achtsam Ihr Erleben.

Nutzen Erhöht die Beweglichkeit der Wirbelsäule. Löst Spannungen im unteren Rücken und Becken. Kräftigt die Muskulatur der vorderen Oberschenkel.

Nicht ausführen oder Vorsicht bei: sehr akuten oder stark degenerativen Erkrankungen der Wirbelsäule. Bei stark erhöhtem Blutdruck, oder Augeninnendruck. In der letzten Zeit der Schwangerschaft.

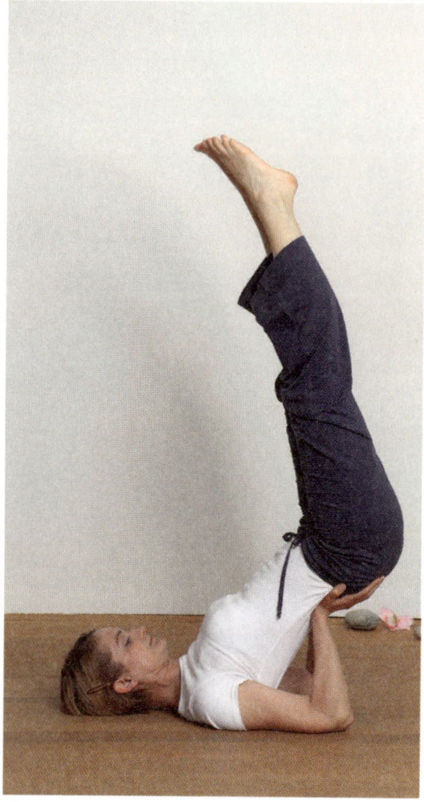

Der halbe Schulterstand

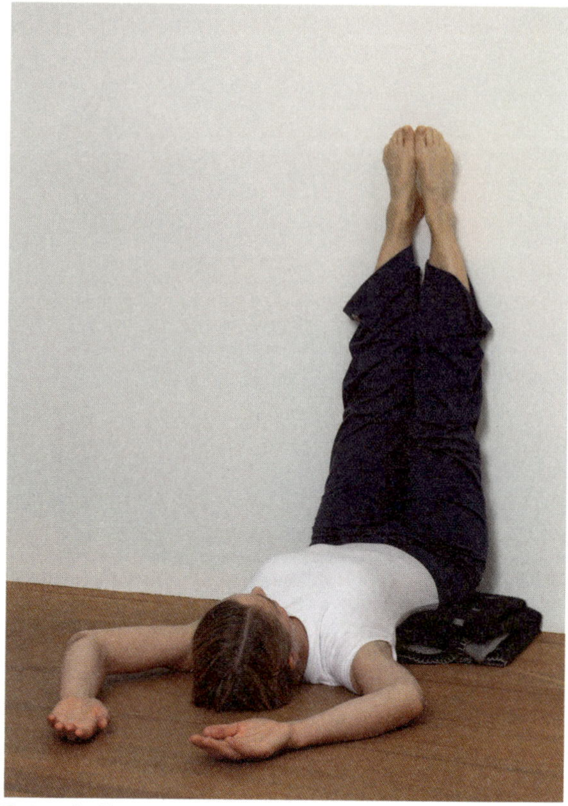

Der halbe Schulterstand – Variante

HALBER SCHULTERSTAND – VIPARITA KARANI

Legen Sie sich auf den Rücken. Wenn Sie Ihren Nacken während der Übung entlasten möchten, dann legen Sie eine sauber gefaltete Wolldecke so unter den Rücken, dass der Kopf auf dem Boden ruht, die Ellenbogen aber auf der Decke liegen. Atmen Sie ein, ziehen Sie die Knie Richtung Stirn, und heben Sie so mit leichtem Schwung das Becken vom Boden. Stützen Sie sofort die Hüften mit den Händen ab, so, dass der Beckenkamm am Handballen ruht. Lassen Sie ausatmend Ihr Gewicht in die Hände sinken. Wenn Sie Ihr Gewicht leicht auf einen Ellenbogen verlagern, können Sie den jeweils anderen noch etwas weiter zur Mitte bringen, so dass die Schulterblätter dicht zusammen kommen.

Der Blick ruht auf der Gegend des Bauchnabels. Lassen Sie Ihren Atem tief und ruhig werden. Bleiben Sie so lange in der Position, wie es Ihnen angenehm ist.

Gelegentlich kann ein leichter Druck auf dem Kopf entstehen, der normalerweise rasch vergeht. Sollte sich der Druck jedoch verstärken, verlassen Sie die Position.

Beugen Sie dafür die Knie in Richtung Stirn, lösen Sie die Hände vom Rücken, und pressen Sie diese fest gegen den Boden. Rollen Sie einen Wirbel nach dem anderen auf der Matte ab.

Kommen Sie abschließend in Savasana, und beobachten Sie achtsam Ihr Erleben.

Nutzen Fördert den venösen Rückfluss des Blutes aus den Beinen und beugt dadurch venöser Insuffizienz und Krampfadern vor. Wirkt ausgleichend auf das Hormonsystem. Kräftigt das Zwerchfell und ermöglicht dadurch eine vertiefte Atmung und einen tiefen Schlaf. Harmonisiert den Schlaf-Wach-Rhythmus und lindert so Müdigkeit.

Nicht ausführen bei: bei Herzschwäche oder behandlungsbedürftigem Bluthochdruck, bei Netzhautablösung, erhöhtem Augeninnendruck, Problemen in der Halswirbelsäule und bei Schwangerschaft.

Variante 1 Legen Sie einen Stapel gefalteter Decken oder ein dickes, stabiles Kissen vor eine freie Wand. Legen Sie sich so auf den Stapel, dass Ihr Gesäß die Wand berührt und Sie die Beine senkrecht gegen die Wand legen können. Hüfte und Becken sollten durch die Decken oder das Kissen angehoben und gestützt sein. Legen Sie Ihre Arme über den Kopf oder neben dem Körper ab, atmen Sie tief und ruhig. ◀

Variante 2 Legen Sie sich so vor eine freie Wand, dass Ihr Gesäß die Wand berührt und Sie die Füße gegen die Wand aufstellen können. Legen Sie die Arme neben dem Körper ab und laufen Sie mit den Füßen die Wand hoch. Halten Sie die Position eine Weile und atmen sie tief und ruhig.

Kommen Sie abschließend in Savasana und beobachten Sie achtsam Ihr Erleben.

Üben Sie den Schulterstand erst, wenn Sie den halben Schulterstand mühelos halten können.

Legen Sie sich auf den Rücken. Wenn Sie Ihren Nacken während der Übung entlasten möchten, dann legen Sie eine sauber gefaltete Wolldecke so unter den Rücken, dass der Kopf auf dem Boden ruht, die Ellenbogen aber auf der Decke liegen. Atmen Sie ein, ziehen Sie die Knie Richtung Stirn, und heben Sie so mit leichtem Schwung das Becken vom Boden. Stützen Sie sofort Ihr Kreuz mit den Händen ab. Strecken Sie langsam die Wirbelsäule. Ziehen Sie sich dabei in Ihrer Vorstellung an den Zehenspitzen nach oben.

Wandern Sie dann mit den Händen etwas weiter in Richtung der Schulterblätter, bringen Sie Ellenbogen und Schulterblätter so dicht zusammen wie möglich. Halten Sie die Füße geschlossen und achten Sie darauf, dass das Gewicht auf den Oberarmen lastet und nicht auf dem Nacken.

Der Blick ruht auf der Gegend des Bauchnabels. Lassen sie Ihren Atem tief und ruhig werden. Bleiben Sie so lange in der Position, wie es Ihnen angenehm ist. ▷

Gelegentlich kann ein leichter Druck auf den Kopf entstehen, der normalerweise rasch vergeht. Sollte sich der Druck jedoch verstärken, verlassen Sie die Position.

Beugen Sie dafür die Knie Richtung Stirn, lösen Sie die Hände vom Rücken, und pressen Sie diese fest gegen den Boden. Rollen Sie einen Wirbel nach dem anderen auf der Matte ab.

Kommen Sie anschließend in Savasana, und beobachten Sie achtsam Ihr Erleben.

Nutzen Fördert den venösen Rückfluss des Blutes und beugt dadurch venöser Insuffizienz und Krampfadern vor. Wirkt ausgleichend auf das Hormonsystem. Kräftigt das Zwerchfell und ermöglicht dadurch eine vertiefte Atmung und einen tiefen Schlaf. Harmonisiert den Schlaf-Wach-Rhythmus und lindert so Müdigkeit.

Nicht ausführen bei: bei Herzschwäche oder behandlungsbedürftigem Bluthochdruck, bei Netzhautablösung, erhöhtem Augeninnendruck, Problemen in der Halswirbelsäule und bei Schwangerschaft.

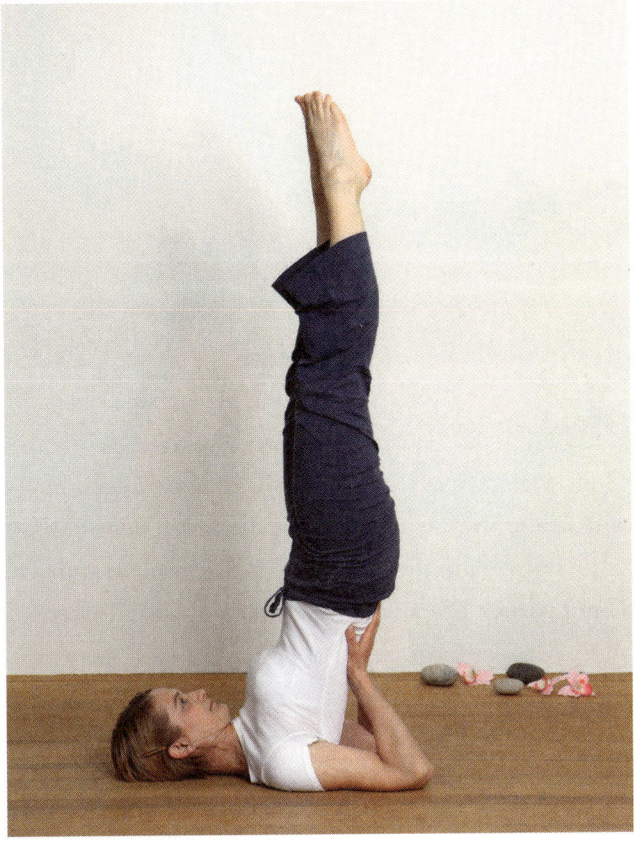

Schulterstand

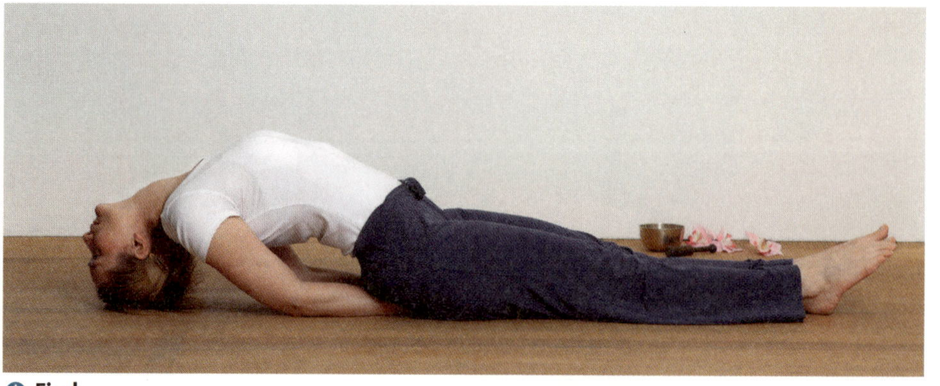

Fisch

FISCH – MATSYASANA

Legen Sie sich auf den Rücken. Die gestreckten Arme und Hände liegen unter dem Körper, die Hände, mit der Handfläche zum Boden, unter dem Gesäß. Führen Sie die Ellenbogen so eng wie möglich unter dem Rücken zusammen, Sie liegen dann auf Ihren Unterarmen. Die Beine bleiben leicht geschlossen.

Stützen Sie sich einatmend auf die Unterarme, und heben Sie den gesamten Oberkörper vom Boden.

Lassen Sie ausatmend den Kopf so weit in den Nacken sinken, dass die Kopfkrone den Boden berührt Das Körpergewicht ruht dabei auf den Unterarmen. Der Kopf hat leichten Kontakt zum Boden, trägt aber kein Körpergewicht. Die Schultern bleiben im größtmöglichen Abstand zu den Ohren. Ziehen Sie die Schulterblätter hinter der Wirbelsäule zusammen. Kommen Sie nun für einige Atemzüge in die volle Yoga-Atmung.

Ziehen Sie dann das Kinn zur Brust, und rollen Sie Wirbel für Wirbel auf dem Boden ab.

Kommen Sie abschließend in Savasana, und beobachten Sie achtsam Ihr Erleben.

Nutzen Dehnt die gesamte Brustmuskulatur und weitet so den Atemraum, vertieft die Atmung. Kräftigt die Schultern, insbesondere den Lattisimus, Trapezius und Rautenmuskel. Wirkt harmonisierend auf das Hormonsystem und die inneren Organe. Ermöglicht eine tiefe Entspannung.

Nicht ausführen oder Vorsicht bei: Herzschwäche oder behandlungsbedürftigem Bluthochdruck, bei Netzhautablösung, erhöhtem Augeninnendruck, Problemen der Schilddrüse, der Halswirbelsäule oder der Schultern.

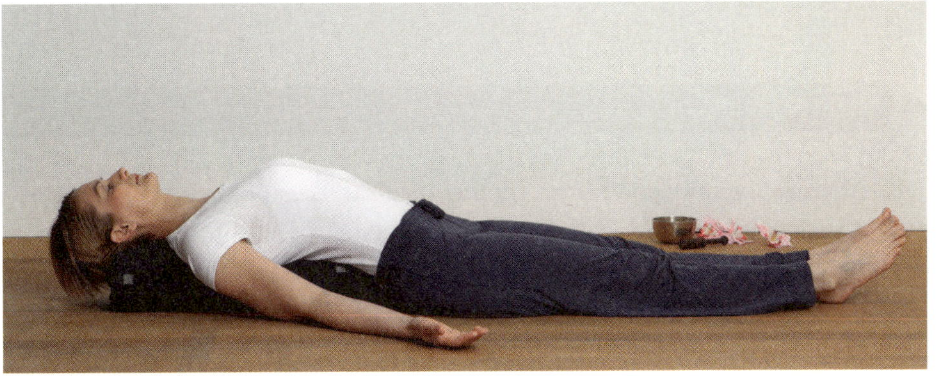

Fisch – Variante 1

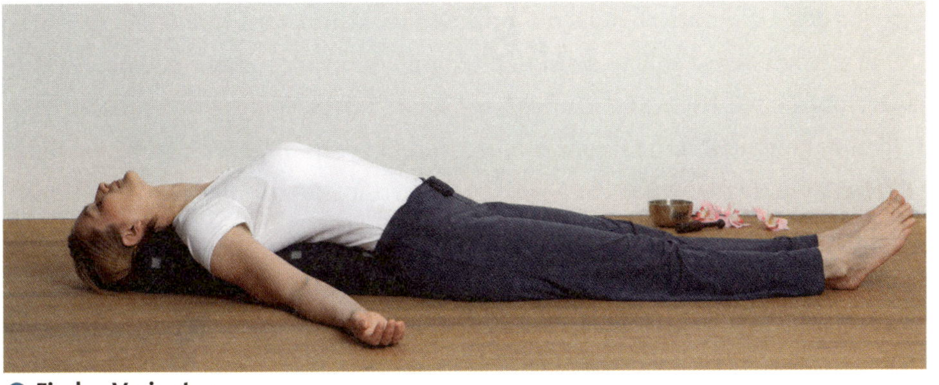

Fisch – Variante 2

Variante 1 Rollen Sie eine Wolldecke zusammen. Legen Sie sich mit dem Rücken auf diese Decke, so dass Ihr Kopf und Ihr gesamter Rücken bis zur Taille aufliegen. Die Decke sollte so gerollt sein, dass die Schultern links und rechts der Decke etwas in Richtung Boden sinken können. Legen Sie die Arme, mit den Handflächen nach oben, in einiger Entfernung neben sich ab. Kommen Sie in die volle Yoga-Atmung.

Variante 2 Legen Sie sich so auf die Decke, dass Ihr Kopf ein wenig in den Nacken sinkt.

Jede Atemübung und jede Körperübung wird zur Yogaübung, wenn wir sie in einer achtsamen Haltung praktizieren. So sind die Atem- und Körperübungen des Yoga immer auch mentale Übungen.

Darüber hinaus können wir uns unabhängig von Bewegungs- und Atemübungen explizit der Schulung des Geistes widmen. Die mentalen Übungen sind die Praxis, mit der wir lernen uns zu konzentrieren, zu fokussieren und uns aus den automatischen Denk- und Reaktionsmustern lösen.

Das Yoga kennt solche mentalen Übungen, mit denen wir bewusst und in eine wohltuende Richtung Einfluss auf unser körperliches und seelisches Befinden nehmen. Als eine solche Übung finden Sie in diesem Buch den visualisierten Atem. Daneben ist die Meditation die zentrale Übung des Yoga. In der Meditation wird kein Zustand angestrebt, sondern der Augenblick wird wahrgenommen wie er ist. Alle Achtsamkeitsübungen in diesem Buch sowie die Beobachterübung lehren diese innere Haltung. Sie bereiten vor auf die klassische Meditationsübung, die Sitzmeditation.

Wenn es Ihre Zeit und Ihr Befinden zulässt, nehmen Sie vor Ihren Bewegungsübungen für einen Augenblick eine achtsame Grundhaltung ein, und schließen Sie die Asana-Praxis mit mentalen Übungen ab. Lösen Sie die Spannung der Muskulatur durch den visualisierten Atem, und beenden Sie dann Ihre Yogapraxis mit einer achtsamen Körperwanderung in Savasana oder einer Sitzmeditation

Im Folgenden finden Sie eine Auswahl mentaler Übungen, die Sie mit Ihrer Bewegungspraxis verbinden oder auch getrennt davon üben können. Wählen Sie die Übungen aus, mit denen Sie am besten zurechtkommen und üben Sie, so oft es Ihre Zeit erlaubt, jedoch mindestens einmal am Tag.

Kommen Sie in Tadasana, Savasana oder in Balasana. Wählen Sie eine Haltung, die Ihnen angenehm ist. Beginnen Sie nun langsam Ihre Aufmerksamkeit zu führen: Nehmen Sie den Boden unter Ihrem Körper wahr, den Raum um Sie herum, die Temperatur, die Lichtverhältnisse, die Geräusche, alles so wie es ist. Es ist nicht nötig zu erklären oder zu verstehen. Vielleicht bemerken Sie, dass Sie mit den Gedanken längst wieder irgendwo in der Zukunft oder der Vergangenheit sind, machen Sie kein Problem daraus, lenken Sie Ihre Aufmerksamkeit einfach freundlich zurück zu diesem Augenblick.

Lenken Sie Ihren Blick dann langsam nach innen. Nehmen Sie Ihren »Innenraum« wahr. Was ist an der Oberfläche Ihres Bewusstseins? Ist es unruhig oder ruhig in Ihnen? Voll oder leer? Laut oder leise? Bewegt oder fest? Greifen Sie möglichst nicht ein, erlauben Sie, dass alles ist, wie es ist.

Lenken Sie dann Ihren Blick zu Ihrer Atmung. Schauen Sie diesem Kommen und Gehen zu, wie man Wellen zuschauen könnte – vielleicht, wie ein etwas fremder, aber freundlicher Beobachter. Begleiten Sie den Atem von Augenblick zu Augenblick. Zählen Sie fünf Atemzüge, ohne in den Atemprozess einzugreifen. Zählen Sie nur: einatmen 1, ausatmen 1, einatmen 2 ... Übernehmen Sie dann die Führung des Atems: Atmen Sie dreimal tief ein und aus, halten Sie am Ende des Ausatmens den Atem für etwa drei Sekunden an. Richten Sie nach dem dritten Atemzug Ihre Aufmerksamkeit auf die Weite Ihres Atemraumes. Visualisieren Sie Ihren Atem als reine und klare Substanz wie ganz frisches Wasser oder sehr helles Licht. Bleiben Sie für Ihre folgende Yoga-Praxis fest mit Ihrem Atem verbunden, er ist Ihr Fokus und Ihr Maß.

Kommen Sie in Savasana. Nehmen Sie den Boden unter Ihrem Körper wahr und den Raum um Sie herum.

Lenken Sie Ihre Aufmerksamkeit zu Ihren Füßen und Beinen. Beobachten Sie deren Gewicht und Position. Vielleicht tauchen auch Bewegungsimpulse auf, Sie können sich dann entscheiden, ob Sie dem Impuls nachgeben oder ob Sie beobachten, wie er auftaucht, sich verändert und auch wieder verklingt.

Lenken Sie den Blick zum Becken und Gesäß, nehmen Sie wahr, was Sie dort spüren – die Berührung mit dem Boden, ein Empfinden in den Hüftgelenken, oder vielleicht spüren Sie auch nichts. Wie auch immer es ist, es ist weder falsch noch richtig.

Nehmen Sie nun Ihren Bauch und den unteren Rücken wahr – das leichte Heben und Senken der Bauchdecke, vielleicht das Gewicht der Organe auf die rückwärtige Leibeswand oder Emotionen, die durch den Bauchraum hindurch ziehen. Schauen Sie alles an, als wären Sie ein etwas fremder, aber freundlicher Beobachter

Richten Sie dann die Aufmerksamkeit auf den Brustkorb und den oberen Rücken. Betrachten Sie das Heben und Senken des Brustkorbes, den Kontakt der Schulterblätter mit dem Boden, das leichte Ausdehnen und Zusammenziehen der Muskulatur zwischen den Rippen. Vielleicht spüren Sie eine gewisse Enge oder Weite. Egal was es ist, es ist weder falsch noch richtig, es ist einfach wie es ist. Sie können es betrachten.

Heben Sie so gut es Ihnen möglich ist nichts hervor und drängen Sie nichts beiseite, wenn Sie jetzt Ihre Schultern wahrnehmen: die muskuläre Spannung, die Ausstrahlungen in die Arme, Hände und Finger. Spüren Sie die Temperatur und das Gewicht, der Finger, Hände und Arme.

Liegen Sie einfach, und atmen Sie tief und ruhig. Beobachten Sie alles, was auftaucht wie Wolken, die am Himmel auftauchen, eine Weile bleiben und dann weiter ziehen und sich auflösen. Wenn Gedanken oder ein innerer Dialog Sie ablenken, nehmen Sie das einfach zur Kenntnis, und wenden dann Ihre Aufmerksamkeit Ihrem Hals und dem Nacken zu. Nehmen Sie die Empfindungen Ihrer Kopfhaut wahr. Werden Sie aufmerksam für Ihr Gesicht, die Spannung der Kiefermuskulatur oder der Muskulatur zwischen den Augenbrauen. Beobachten Sie das Gewicht Ihres Kopfes auf dem Boden genauso wie den Rhythmus, in dem Ihr Gehirn Impulse gibt, Gedanken oder Bilder erzeugt. Es sind temporäre mentale Ereignisse, die auftauchen und verschwinden. Sie sind weder richtig noch falsch.

Nehmen Sie abschließend wieder den Boden unter Ihrem Körper wahr, bewegen Sie Fuß- und Handgelenke, strecken Sie sich, nehmen Sie Körperspannung auf, und beenden Sie die Übung.

Wenn Sie bei dieser Übung unruhig oder ängstlich werden oder wenn Sie im Gegenteil schnell einschlafen, praktizieren Sie die Übung in einer bequemen und aufrechten Sitzposition.

Kommen Sie in Savasana. Nehmen Sie den Boden unter Ihrem Körper war und den Raum um Sie herum. Lenken sie dann langsam den Blick nach innen. Nehmen Sie die Atembewegungen Ihres Körpers war. Beachten Sie auch die Umkehr am Ende des Ein- bzw. Ausatmens.

Stellen Sie sich dann Ihren Atem als einen reinen und klaren Strom vor. Schaffen sie sich ganz bewusst ein Bild von Ihrem Atem, so als wäre der Atem eine kostbare Substanz – einfach und klar, wie klares Wasser oder ganz reines Licht. Wählen sie ein Bild, das Ihnen kostbar ist. Der Atemstrom kann erfrischend oder wärmend sein, je nach Ihrem Bedürfnis. Nehmen sie sich einen Augenblick Zeit, um ein Bild für den Atem zu finden, das Sie als vollkommen positiv empfinden: Falls es Ihnen gefällt, stellen Sie sich den Atemprozess wie eine weiche Brandung vor. Oder vielleicht ist es Ihnen angenehm, sich das Atemvolumen wie Wasser in einer kleinen Felsenmulde am Meer vorzustellen, mit jeder Welle hebt und senkt sich der Wasserspiegel – mal etwas mehr, mal etwas weniger.

Wenn Ihnen die Vorstellung von Licht besser gefällt, dann wählen Sie ein angenehmes Bild, dass Sie mit einer schönen Erfahrung von Licht verbinden.

Vielleicht sind Ihre Bilder auch ganz andere. Wenn Sie Ihr Bild gefunden haben, dann bleiben Sie dabei. Wann immer es sich verändert, kehren Sie bewusst zu Ihrem Ursprungsbild zurück.

Betrachten Sie das Ein- und Ausströmen des einfachen, klaren Atems. Liegen Sie, oder sitzen Sie, und atmen Sie mit diesem Bild. Atmen Sie bis in die Zehenspitzen hinein ein und den ganzen Weg wieder aus. Bis in die Krone des Kopfes hinein, ein und wieder aus.

Stellen Sie sich dann vor, dass mit dem Einatmen dieser kostbare Atem in jede Zelle Ihres Körpers strömt – heilend und kräftigend. Als würde jede einzelne Zelle vom Atem geklärt.

Stellen Sie sich vor, wie mit jedem Ausatmen alles Verbrauchte und jede überflüssige Spannung aus dem Körper strömt. Bleiben Sie eine Weile bei Ihrem Atembild. Nehmen Sie dann den Boden unter Ihrem Körper war. Bewegen Sie Finger und Zehen, lassen Sie Fuß- und Handgelenke kreisen, strecken Sie sich und beenden Sie die Übung.

Wenn Sie sich ängstlich oder unruhig fühlen praktizieren Sie die Übung in einer aufrechten und bequemen Sitzposition.

Legen Sie sich in Savasana oder setzen sie sich in eine Meditationsposition. Sie können Ihre Augen offen oder geschlossen halten.

Nehmen Sie wach und aufmerksam den Boden unter Ihrem Körper wahr. Wann immer Sie bemerken, dass Ihre Gedanken abschweifen, holen sie die Aufmerksamkeit freundlich zurück, zum Boden unter Ihrem Körper, dessen Stabilität und Beschaffenheit. Nehmen Sie den Raum um sich herum wahr, die Lichtverhältnisse und die Temperatur. Nehmen Sie auch die Geräusche wahr, das Klanggebäude, das Sie umgibt.

Werden Sie sich dann einmal bewusst, wie bewegt Ihre Aufmerksamkeit in diesem Moment ist: Wie leicht oder wie schwer ist es für Sie, gegenwärtig zu sein? Wie auch immer es ist, es ist nicht richtig und nicht falsch. Indem Sie wahrnehmen, wie es ist, beginnen Sie Ihr eigenes Erleben zum Objekt Ihrer Betrachtung zu machen.

Wenden Sie nun Ihren Blick den Körperempfindungen zu. Was nehmen Sie als Erstes wahr? Was dann? Beobachten Sie die Bewegung in Ihrem Körper, die Muskelspannung, das, was wir mit »Schmerz« beschreiben könnten oder mit »Wohlempfinden«. Vergegenwärtigen Sie sich, dass Sie Ihre Körperempfindungen »betrachten“ können. Sie können den Blick hierhin und dorthin lenken, das heißt, Sie sind nicht identisch mit den auftauchenden Körperempfindungen, Sie sind auch etwas anderes: ein neutraler Zeuge oder ein wahrnehmendes Bewusstsein. Nehmen Sie sich einen Augenblick Zeit, und beobachten Sie, wie Körperempfindungen auftauchen, sich verändern oder verklingen.

Schauen Sie nun einmal, welche Emotionen in Ihnen Ausdruck finden? So gut es Ihnen möglich ist, versuchen Sie, die Gefühle nicht zu beeinflussen, sondern beobachten Sie diese Stimmungen, so wie man vielleicht die Oberfläche eines Sees beobachten könnte: Ist sie aufgewühlt oder glatt? Trübe oder klar? Hell oder dunkel? Solche Stimmungen sind weder richtig noch falsch, sie sind einfach da. Machen Sie sich bewusst, dass es Ihnen möglich ist, zu beobachten, wie emotionale Ereignisse sich in Ihrem Innenraum abspielen. Sie können diesen Gefühlen gegenübertreten und das heißt doch, dass Sie auch etwas anderes sind: eine Beobachterin oder ein wahrnehmendes Bewusstsein.

Nehmen Sie sich einen Augenblick Zeit und beobachten Sie, wie Emotionen auftauchen, sich verändern oder verklingen.

Beobachten Sie dann einmal die mentalen Ereignisse, die durch Sie hindurch ziehen. Versuchen Sie so gut es geht, diesen Gedankenfluss nicht zu lenken, beobachten Sie einfach wie das Denken sich vollzieht, so vielleicht, als würden Sie am Ufer eines Stromes stehen. Beobachten Sie wie schnell der Strom fließt und wie stark oder seicht die Strömung ist. Gibt es viele Gedankenwellen oder wenige? Wenn Sie bemerken, dass Sie in eine Gedankenwelle eingetaucht und mitgeschwommen sind, kehren Sie einfach ans Ufer zurück. Sehen Sie einen Augenblick lang einfach dem Strömen der Gedankenwellen zu.
Werden Sie sich dann der Inhalte Ihrer Gedanken bewusst. Welche Themen tauchen auf? Machen Sie es doch einmal so: Wenn Sie einen Gedanken wahrnehmen, geben Sie ihm einen Namen, z.B. »Zukunftsgedanke«, »Arbeitsgedanke«, »Sorge«, »Marie-Gedanke«, »Träumerei«. Geben Sie dem Gedanken einen Namen wie ein Etikett, und lassen Sie Ihn dann einfach stehen. Wenn der Gedanke wiederkommt, geben Sie ihm erneut Ihr Etikett, wenn ein neuer Gedanke kommt, benennen Sie diesen. Es ist dabei nicht wichtig, dass jeder Gedanke etikettiert wird. Machen Sie sich nur einfach bewusst, dass Sie grundsätzlich in der Lage sind, auftauchende Gedanken zu benennen, das heißt doch, dass Sie auch etwas anderes sind als Ihr Denken. Sie sind Namensgeber oder wahrnehmendes Bewusstsein.
Nehmen Sie sich einen Augenblick Zeit, und beobachten Sie, wie Gedanken auftauchen, sich verändern oder weiter ziehen.
Liegen Sie dann einfach und betrachten Sie diesen Menschen, der Sie sind, wie aus einiger Distanz. Machen Sie sich bewusst, dass Sie mehr sind als das, was Sie beobachten, sonst könnten Sie es nicht beobachten. Schauen Sie auf diesen Menschen, der Sie sind, wie man auf einen geliebten Menschen sieht: Man weiß um alles, was schwer für ihn ist, und um alles, was leicht für ihn ist, aber es muss daraus kein Werturteil werden. Liegen oder sitzen Sie und schauen Sie aufmerksam auf das Geschehen in Ihnen. So vielleicht, wie man auf einer Sommerwiese liegt und in den Himmel schaut. Atmen Sie mit allen Gedanken, Bildern und Empfindungen, die wie Wolken auftauchen, sich verändern und weiterziehen.
Nehmen Sie dann den Boden unter Ihrem Körper wahr. Aktivieren Sie Ihre Körper langsam, und beenden Sie die Übung.

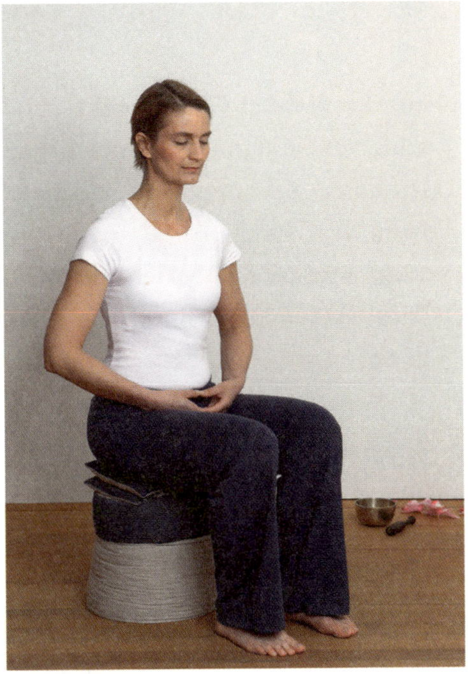

▷ Meditation 1

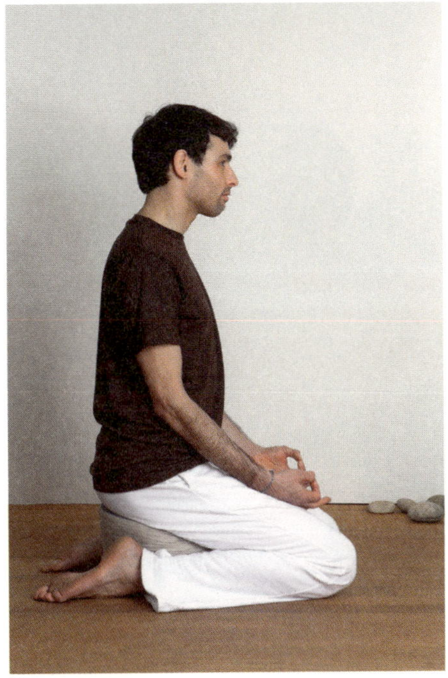

▽ Meditation 2

Meditation

Finden Sie eine Möglichkeit, vollkommen aufrecht und gleichzeitig bequem zu sitzen. Das kann auf einem Hocker sein oder auf einem Kissen. Es ist nicht wichtig, dass Ihre Sitzposition eine bestimmte Form erfüllt, passen Sie Ihre Sitzposition Ihrer Beweglichkeit an. Es ist das Beste, wenn Ihr Körpergewicht auf drei Punkte verteilt ist.

Wenn Sie auf einem Hocker sitzen, ist das Gewicht gleichmäßig auf Gesäß und Oberschenkel verteilt. Die Füße stehen etwa hüftweit parallel zueinander auf dem Boden. ▷

Wenn Sie auf einem hohen Kissen sitzen, nehmen Sie es zwischen Ihre Beine und bringen Sie die Knie links und recht des Kissens auf den Boden. Wählen Sie ein Kissen, das hoch genug ist, um das Gewicht auf Gesäß und Unterschenkel zu verteilen und so die Knie zu entlasten. ▽

Wenn Sie mit gekreuzten Beinen auf einem flachen Kissen sitzen, achten Sie darauf, dass auch hier Ihr Gewicht auf Gesäß und Beine verteilt wird. Eine solche Möglichkeit ist der Schneidersitz.

Die klassische Meditatitonsposition mit gekreuzten Beinen ist aber der »halbe Lotossitz« (Svastikasana). Legen Sie hierfür den linken Fuß gegen oder

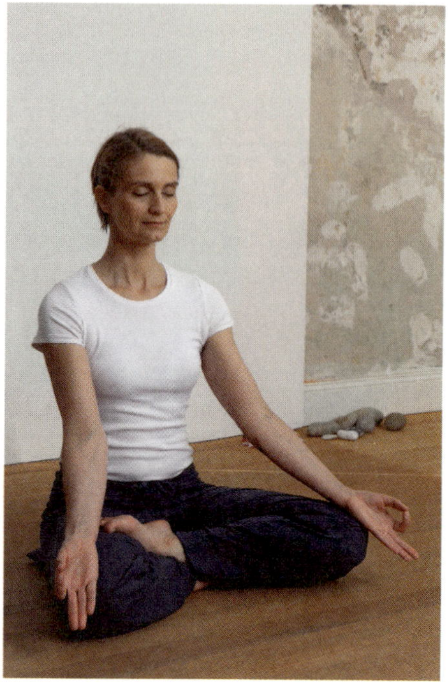

◀ **Meditation 3**

auf den rechten Oberschenkel, und schieben Sie dann den rechten Fuß so unter das angewinkelte linke Bein, dass Sie die rechte Fußinnenkante zwischen Oberschenkel und Wade des linken Beines schmiegen können. ◀

Welche der Positionen Sie auch für sich gewählt haben: Richten Sie Ihre Wirbelsäule vom Becken ausgehend auf. Längen Sie Ihr Brustbein mit dem Gefühl, Ihr Herz zu heben und den Brustraum zu weiten. Lassen Sie zu, dass die Schultern leicht nach hinten und unten sinken. Sitzen Sie so aufrecht, dass Sie Stabilität und Leichtigkeit verbinden.

Das Kinn neigt sich ganz leicht in Richtung Kehlkopf, die Zunge wird hinter den oberen Schneidezähnen sanft an den Gaumen gelegt. Sie können die Augen schließen oder auf einem Punkt vor Ihnen auf dem Boden ruhen lassen.

Ihre Hände liegen auf den Knien oder ruhen im Schoß, die linke Hand in der rechten.

Richten Sie Ihre Aufmerksamkeit auf Ihren Atem. Begleiten Sie jeden Atemzug mit Ihrer ganzen Achtsamkeit. Greifen Sie nicht in den Atemprozess ein, beobachten Sie einfach, wie der Atem kommt und geht, ein biologischer Prozess, der allen Lebewesen gemeinsam ist. Schauen Sie dieser Atembewegung zu, wie man Wellen zuschauen könnte. Betrachten Sie auch die kleinen Pausen zwischen Ein- und Ausatmen.

Wenn Sie bemerken, dass Ihre Gedanken Sie längst woanders hin getragen haben, nehmen Sie das zur Kenntnis, und kehren Sie einfach zur Betrachtung Ihres Atems zurück.

Es ist nichts falsch daran, dass die Gedanken abdriften, so sind Gedanken, üben Sie darum keinen Zwang aus. Wenn Sie bemerken, dass Sie in einen inneren Dialog verwickelt sind, erlauben Sie Ihrer Aufmerksamkeit, auf der Atmung schwimmend, ganz einfach zurückzukehren.

Um Ihren Gedanken einen Halt zu geben, benennen Sie im Stillen jeden Atemzug mit: »So ham«. »So« für das Einatmen und »ham« für das Ausatmen. »So ham« ist Sanskrit und bedeutet »ich bin« oder »ich bin das«.

Wenn Ihr Wecker das Signal für das Ende der Meditationszeit gibt, nehmen Sie die Hände in Gebetshaltung vor dem Herzen zusammen, atmen Sie noch einmal sehr konzentriert ein und aus und schließen Sie die Übung bewusst ab.

Stellen Sie sich für die Meditation unbedingt einen Wecker oder eine Meditationsuhr. Beginnen Sie mit fünf Minuten. Wenn Sie geübter sind, dehnen Sie die Übungszeit schrittweise auf 20 Minuten aus. Oder passen Sie die Meditationszeit dem Aufbau Ihrer Übungspraxis an, wie es im Kapitel »Wie mit Yoga beginnen« beschrieben wird.

TEIL III Anhang

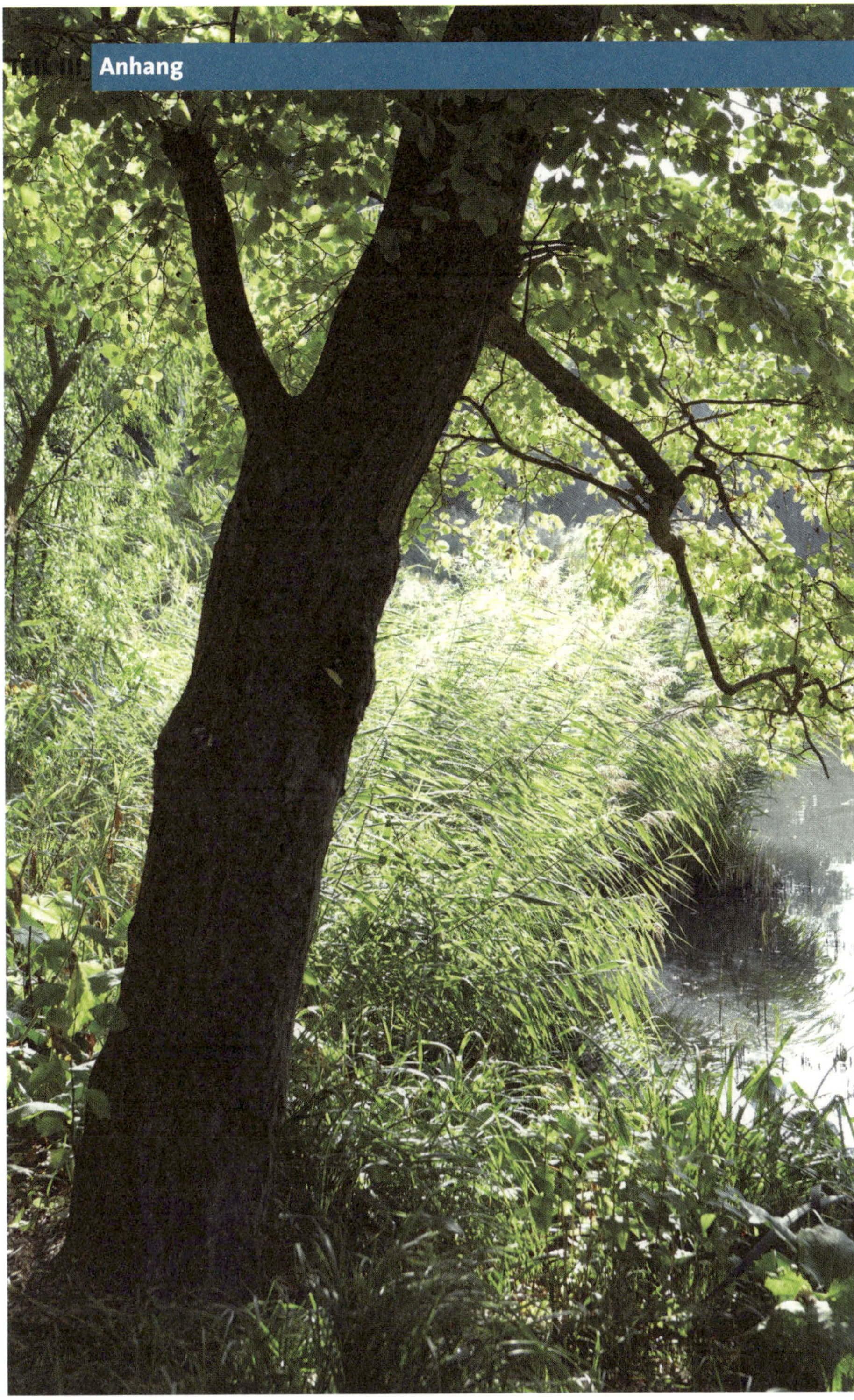

Es ist schwierig etwas dazu zu sagen, wie man einen guten Yogalehrer oder eine gute Yogalehrerin findet. Je nachdem, wo Sie leben, haben Sie vielleicht nicht einmal besonders viel Auswahl. Wenn Sie eine Wahl haben, dann probieren Sie ruhig unterschiedliche Angebote aus. Viele Sportvereine bieten Yogakurse an, die Volkshochschulen haben in der Regel gute Yogaangebote, und natürlich gibt es spezielle Yogaschulen. Vereinbaren Sie eine Probestunde,und prüfen Sie sorgfältig.

Die zwei wichtigsten Kriterien sind, dass Sie sich bei Ihrer Lehrerin wohl fühlen, besonders, wenn Sie eine Lehrerin suchen, die Sie auf Ihrem Weg hinaus aus Erschöpfung, Burnout oder Depression begleitet. Ihre Lehrerin sollte Sie auf keinen Fall zu irgendetwas drängen, dass Ihnen unbehaglich ist, weder bei den Körperübungen, noch bei den mentalen Übungen oder in Bezug auf ein Weltbild. Bei den Übungen sollte die Lehrerin Ihnen Ausweichmöglichkeiten anbieten, wenn Sie Schwierigkeiten haben.

Keine seriöse Yogalehrerin wird Ihnen eine schnelle Heilung versprechen, stattdessen wird sie Sie in Ihrem Bemühen um Kontinuität unterstützen, sie wird Ihnen Mut zur Geduld und Zuversicht zusprechen.

Damit eine Yogalehrerin Sie gut durch eine Krise begleiten kann, ist es wichtig, dass Sie selbst eine lange und kontinuierliche Erfahrung in der Yogapraxis hat. Trauen Sie sich ruhig, Ihre Lehrerin zu fragen, wie lange sie selbst Yoga praktiziert. Hören Sie auf Ihre innere Stimme, Sie sollten Vertrauen fassen können.

Verwandte Literatur

Aamodt, S.; Wang, S.: Welcome to Your Brain. München 2008.

Antonovsky, A.: Salutogenese. Zur Entmystifizierung der Gesundheit. Tübingen 1997.

Sivananda, S.: Shrimad Bhagavad Gita. Lautersheim 2003.

Grawe, K.: Neuropsychotherapie. Göttingen 2004.

Hebb, D.: The Organization of Behavior, New York 1949.

Kabat-Zinn, J.: Gesund durch Meditation. Das große Buch der Selbstheilung. Frankfurt 2006.

Kabat-Zinn, J.; Segal, Z.; Wiliams, J.; Teasdale, J.: The Mindful Way through Depression. New York 2007

Desikachar, T. K. V.: Yoga – Tradition und Erfahrung. 4. Auflage, Petersberg 2009.

Desikachar, T. K. V.: Über Freiheit und Meditation. Das Yoga Sutra des Patanjali. 3. Auflage, Petersberg 2006.

Lazarus, R.: Stress and Emotion, New York 2006.

Segal. Z.; Wiliams, J.; Teasdale, J.: Die Achtsamkeitsbasierte Kognitive Therapie der Depression. Tübingen 2008.

Servan-Schreiber, D.: Die Neue Medizin der Emotionen. München 2004.

Siegrist, J.: ergo-online-Interview zu Stress vom 4. 5. 2004. Im Internet: http://www.ergo-online.de/site.aspx?url=html/gesundheitsvorsorge/psychische_belastungen_stress/stress_interview_siegrist.htm (27. 5. 2009)

Singer, W.; Ricard, M.: Hirnforschung und Meditation. Frankfurt a. M. 2008

ICD-10-GM, Version 2009, Systematisches Verzeichnis Internationale statistische Klassifikation der Krankheiten und verwandter Gesundheitsprobleme, 10. Revision

Zum Weiterlesen

SEGAL. Z.; WILIAMS, J.; TEASDALE, J.: Die Achtsamkeitsbasierte Kognitive Therapie der Depression. Tübingen 2008

KABAT-ZINN, J.; SEGAL, Z.; WILIAMS, J.; TEASDALE, J.: The Mindful Way through Depression, New York. 2007

WEINTRAUB, Amy: Yoga for Depression, New York 2004.

UNGER, C.; HOFFMANN-UNGER, K.: Yoga und Psychologie. Persönliches Wachstum und Risiken auf dem Übungsweg. Ein Leitfaden für Übende und Lehrende, Ahrensburg 1999.

Zum Weiterüben

ANDERSON, S.; SOVIK, R.: Yoga. Die Basis für Gesundheit, Harmonie und Spiritualität, München 2004.

RASKIN, D.: Yoga beats the blues, Gloucester 2003.

Sivananda Yoga Vedanta Centre: Yoga für Körper und Seele, München 2009.

TRÖKES, A.: Die Yogabox, München 2003.

TRÖKES, A.: Yogameditation, Berlin 2004.

Plakat zum Downloaden

Yoga bei Stress: Einige Übungen für mehr Gelassenheit und Ausgeglichenheit unter: http://psychiatrie.de/data/pdf/08/0a/00/048_Yoga_Plakat.pdf

KABAT-ZINN, J.: Stressbewältigung durch die Praxis der Achtsamkeit, Freiburg 1999.

KABAT-ZINN, J.; KESPER-GROSSMAN, U.: Die heilende Kraft der Achtsamkeit, Freiburg 2009.

TRÖKES, A.: Yoga zum Entspannen: Innere Ruhe und Gelassenheit finden. Angeleitete Übungsprogramme auf CD, München 2006.

Asana: Yogaposition, gehaltene Körperposition

Bandha: das Setzen der »Energieverschlüsse« durch die Aktivierung der tiefen Muskulatur

Bhagavad Gita: gilt den Hindus als heiliges Buch, in dem der Gott Krishna dem Königssohn Arjuna die Lehre des Yogaweges übermittelt

Hatha-Yoga: »Mond-Sonne-Yoga«, das als Weg zur Ausgeglichenheit den Körperübungen eine wesentliche Rolle zuschreibt

Gunas: drei Grundeigenschaften oder Grundzustände in der Welt

Jalandara Bandha: Kinnverschluss, die Krone des Kopfes wird nach oben gehoben, das Kinn parallel zum Boden leicht zurückgezogen

Karuna: Mitgefühl mit allem Seienden, Grundlage des yogischen Gebots der Gewaltfreiheit, zentraler Begriff der buddhistischen Ethik

Mantra: Wiederholung einer Silben- oder Wortfolge, die dem Geist als Hilfsmittel zur Konzentration dient; in der Yogalehre ein heiliger Klang

Mula Bandha: Aktivierung der Beckenbodenmuskulatur zwischen Scham und Steiß

Nadis: Energiebahnen

Prana: Lebensenergie, Atem

Rajas: Zustand der Bewegung, Aktivität und Dynamik

Samskara: Denk- und Reaktionsmuster, die durch vorherige Erfahrungen entstanden sind

Sanskrit: wird von den Hindus als »heilige Sprache« betrachtet, ist eine der ältesten Sprachen der Welt, Sprache in der die Yogaschriften verfasst sind

Sattva: Zustand der Reinheit, Ausgewogenheit, Klarheit

Savasana: Totenhaltung, klassische Entspannungsposition

So ham: »ich bin«, eines der klassischen Yogamantras

Svastikasana: halber Lotussitz, klassische Meditationshaltung

Sutra: Faden, Yoga Sutra z. B. ist ein Yoga-Leitfaden

Tamas: Zustand der Trägheit, Schwere, Festigkeit

Tadasana: »Berghaltung«, von der festen Basis der Füße aus wird der ganze Körper aufgerichtet

Uddiana Bandha: »nach oben fliegender Verschluss«: die Muskulatur von Schambein bis Bauchnabel wird leicht nach innen und hinauf gezogen

Ujjayi-Atmung: »siegreicher Atem«, durch die Verengung der Stimmritze entsteht ein Schwingen des Atems, das wie ein Meeresrauschen hörbar ist

Viveca: Unterscheidungsfähigkeit

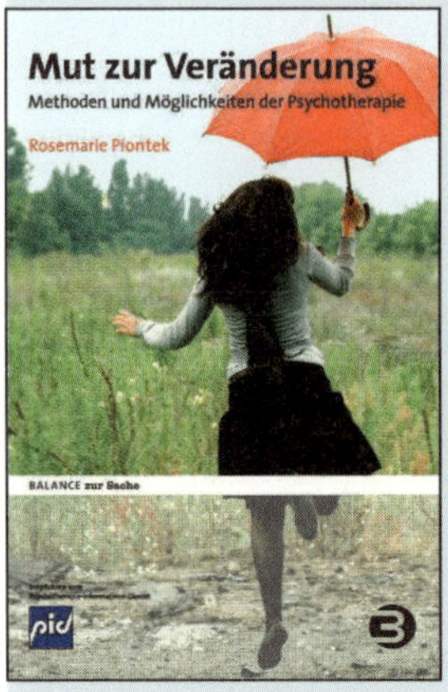

Rosemarie Piontek
Mut zur Veränderung
Methoden und Möglichkeiten der Psychotherapie
BALANCE zur Sache
ISBN 978-3-86739-038-5
240 Seiten, 17,95 Euro/32,90 sFr

»Menschen, denen es schlecht geht, suchen oft erst nach langem Zögern therapeutische Hilfe. Das kann daran liegen, dass sie Angst vor Veränderung haben, nicht wissen, was auf sie zukommt oder sie sich diese Hilfe einfach nicht zugestehen. Um Motivation für eine persönliche Veränderung im Sinne von Heilung zu entwickeln ist es unabdingbar, gut informiert zu sein und sich diese Hilfe auch zu ›erlauben‹.«

Dieses Buch bietet einen fundierten Überblick über die verschiedenen psychotherapeutischen Verfahren und Zugangswege. Beispiele aus der Praxis schildern anschaulich, was eine Psychotherapie leisten kann und Klientinnen und Klienten erwarten dürfen. Und es benennt Kriterien, die entscheiden helfen, ob und welche Therapie infrage kommt und wie man die richtige Therapeutin oder den richtigen Therapeuten findet.

Empfohlen vom PID, dem Psychotherapie-Informationsdienst des Berufsverbandes deutscher Psychologinnen und Psychologen

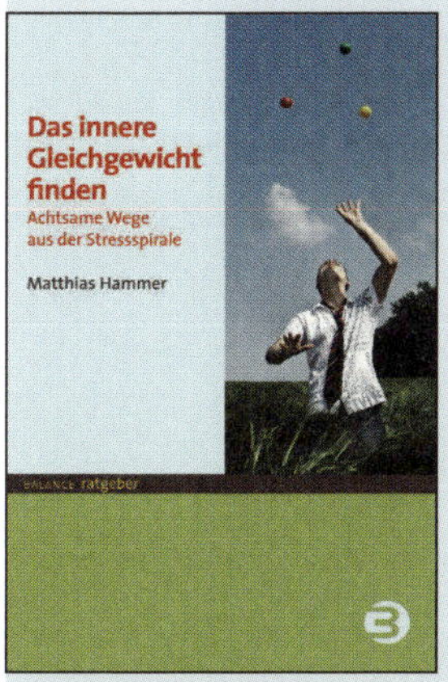

Matthias Hammer
Das innere Gleichgewicht finden
Achtsame Wege aus der Stressspirale
BALANCE ratgeber
ISBN 978-3-86739-049-1
272 Seiten, 17,95 Euro / 32,90 sFr

»Wir verfügen bereits über die notwendigen Kompetenzen und Fähigkeiten. Manchmal wurden sie im Laufe unseres Lebens etwas verschüttet, verlegt oder nur ungenügend entwickelt. Aber wir alle können einen achtsamen Umgang mit Stress und uns selbst lernen!«

Mit diesem Buch lernen Sie nicht nur, durch Achtsamkeit Ihr Leben »stressfreier« zu gestalten. Sie finden hier auch Techniken und Strategien, mit denen es Ihnen gelingen kann, Ihr Leben nach Ihren persönlichen Werten und Zielen aktiv zu gestalten. Dazu hat Matthias Hammer das WEG-Modell entwickelt, das Orientierung in jeder Lebenssituation bietet. So können Sie Schritt für Schritt Ihre innere Balance finden.